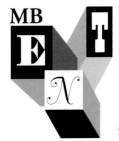

編集企画にあたって……

「免疫というのは人間の体内に入ってきた異物を認識して排除する仕組みである」と学生時代に習った覚えはあるが，私が臨床医として仕事を始めた頃はまだ「がん」に対する免疫療法は黎明期で，その効果は実感できないものであったと記憶している．それから30年以上が経過し，ニボルマブを始めとする免疫チックポイント阻害薬が登場し，がんに対する免疫療法は新たな時代に入ったと実感できる時世になった．我々の経験した症例でも悪性黒色腫の肺転移がCRになり，その後も維持できている症例があり（Katagiri K, et al：Clinical Case Reports, 7：1709-1713, 2019），免疫チェックポイント阻害薬の効果は驚くべきものであると同時に，これまで使われてきた抗がん剤などとは全く異なった作用を示す点や，全く異なる有害事象が出現する点にも注目すべきである．

本特集では「頭頸部癌免疫療法の最前線」を共通テーマとして10組の専門家の先生方に執筆をお願いした．近松先生にはがん免疫療法について，頭頸部癌のみならず歴史を俯瞰して，その概要について解説していただいた．上田・榎田・田原先生には頭頸部癌の免疫療法について，頭頸部癌のもつ特徴を踏まえて解説していただいた．藤澤・岡野先生には頭頸部癌の免疫療法の臨床について，CheckMate-141試験，KEYNOTE-048試験などの臨床試験を中心に解説していただいた．免疫チックポイント阻害薬は抗腫瘍効果はあるものの過剰な自己免疫反応による副作用，いわゆる免疫関連有害事象（immune-related adverse event：irAE）を引き起こすことが知られており，これについては西川・花井先生に解説をお願いした．また，実際に多くの症例を治療されている施設から「症例に学ぶ」という形で本間・吉本先生，岡本・塚原先生には症例提示をお願いした．免疫チックポイント阻害薬の使用にあたっては，抗がん剤などの他治療との兼ね合いなど適応に悩むケースも多々あると思われ，佐野・折舘先生，小野・梅野先生には実際の治療の選択について解説していただいた．安松先生には免疫チックポイント阻害薬の治療成績についてまとめていただき，最後に山﨑先生には今後の頭頸部癌の免疫療法の展望について解説をお願いした．

頭頸部癌に対して免疫チックポイント阻害薬治療するにあたっての最新の情報を網羅できたと考えている．この特集が本邦で頭頸部癌を治療する諸先生方の座右の友としてお役に立てれば幸いである．

2020年4月

志賀清人

KEY WORDS INDEX

和文

WRITERS FILE ライターズファイル（50音順）

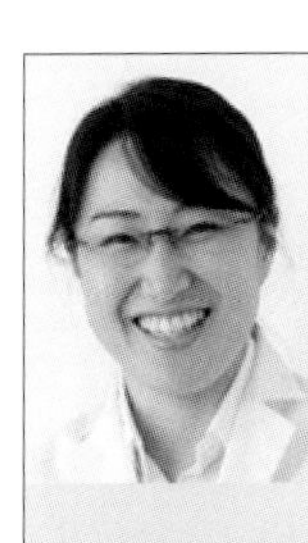

上田　百合
（うえだ　ゆり）

2009年　東京医科大学卒業
　東京都済生会中央病院初期研修プログラム
2011年　東京医科大学耳鼻咽喉科入局
東京医科大学関連病院を経て
2016年　国立がん研究センター東病院頭頸部内科，レジデント

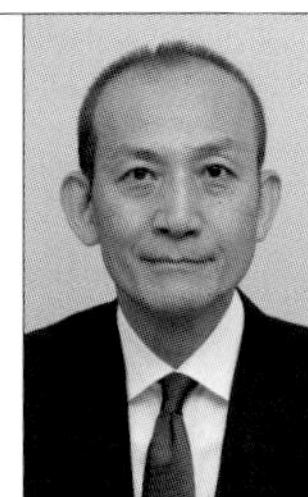

志賀　清人
（しが　きよと）

1982年　東北大学卒業
　公立気仙沼総合病院外科研修医
1984年　東北大学医学部附属病院第二外科，研修医
1986年　同大学医学部医化学第一講座，助手
1992年　同大学医学部附属病院耳鼻咽喉科
1993年　東北厚生年金病院耳鼻咽喉科，副部長
1995年　宮城県立がんセンター耳鼻咽喉科，医長
1996年　同，主任医長
2001年　同，診療科長
　東北大学病院耳鼻咽喉・頭頸部外科，助手
2004年　同，講師
2008年　同，副科長
2011年　岩手医科大学医学部耳鼻咽喉科学講座，教授
2016年　同大学医学部頭頸部外科学科，教授
2018年　同大学附属病院頭頸部腫瘍センター長

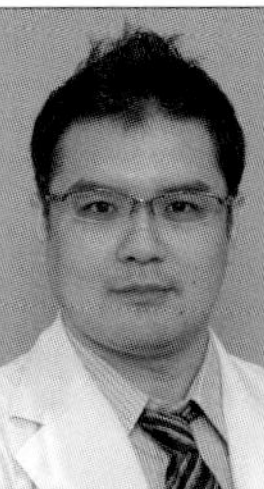

本間　義崇
（ほんま　よしたか）

2004年　札幌医科大学卒業
　恵佑会札幌病院，初期研修医
2006年　同病院外科（消化器外科専攻）
2007年　国立がんセンター中央病院食道外科，レジデント
2010年　国立がん研究センター中央病院腫瘍内科，短期レジデント
2011年　同病院消化管内科，医員
2015年　同病院，希少がん対策室員（消化管腫瘍担当）併任
2018年　同病院頭勁部内科，医長/消化管内科・希少がん対策室員（消化管腫瘍担当）併任

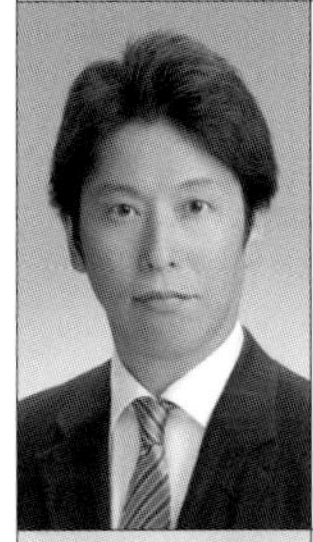

岡本　伊作
（おかもと　いさく）

2003年　東京医科大学卒業
　同大学耳鼻咽喉科学講座入局
2007年　同大学耳鼻咽喉科学講座，助手
2008年　戸田中央総合病院耳鼻咽喉科
2010年　国際医療福祉大学三田病院頭頸部腫瘍センター
2012年　学位取得（医学博士）
2015年　東京医科大学耳鼻咽喉科学分野，講師
2019年　同大学耳鼻咽喉科・頭頸部外科学分野，准教授

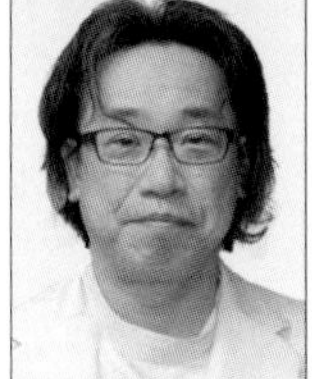

近松　一朗
（ちかまつ　かずあき）

1989年　熊本大学卒業
　同大学耳鼻咽喉科入局
1995年　同大学大学院修了
1995年　米国ピッツバーグ大学留学（Postdoctral fellow）
1997年　熊本大学耳鼻咽喉科，助手
1999年　米国ピッツバーグ大学留学（Research Associate）
2001年　群馬大学耳鼻咽喉科，講師
2007年　山梨大学耳鼻咽喉科，講師
2011年　群馬大学耳鼻咽喉科，教授

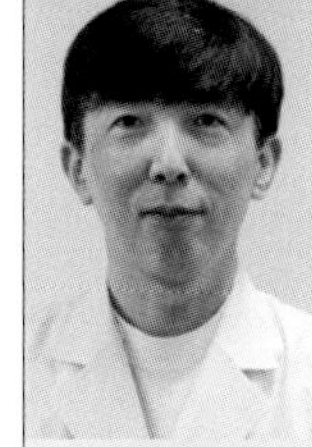

安松　隆治
（やすまつ　りゅうじ）

1995年　山口大学卒業
　九州大学耳鼻咽喉科入局
1999年　九州がんセンター頭頸科
2004～06年　米国ハーバード大学医学部留学
2007年　九州大学病院耳鼻咽喉・頭頸部外科，助教
2014年　同，講師
2017年　同大学医学研究院耳鼻咽喉科学分野，准教授

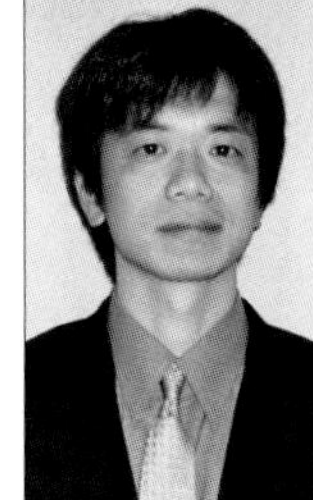

小野　剛治
（おの　たけはる）

2002年　昭和大学卒業
　久留米大学病院耳鼻咽喉科・頭頸部外科入局
2003年　同大学免疫学教室（大学院）
2007年　同大学病院耳鼻咽喉科・頭頸部外科，助手
2015年　同，講師
2019年　同，准教授

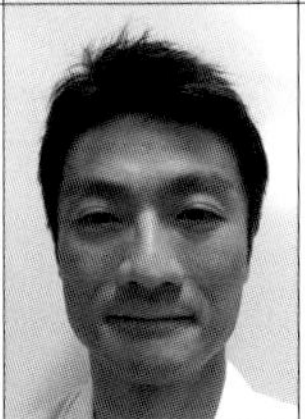

西川　大輔
（にしかわ　だいすけ）

2005年　和歌山県立医科大学卒業
　名古屋第一赤十字病院初期研修
2007年　名古屋第一赤十字病院耳鼻咽喉科
2012年　愛知県がんセンター頭頸部外科，レジデント
2014年　名古屋大学耳鼻咽喉科
　愛知県がんセンター頭頸部外科，医長

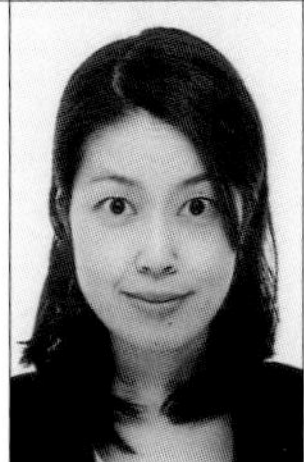

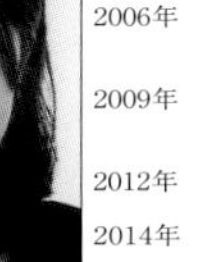

山﨑　知子
（やまざき　ともこ）

2002年　岩手医科大学歯学部卒業
2006年　同大学医学部卒業
　岩手県立中央病院初期研修医・消化器内科
2009年　国立がん研究センター東病院消化器内科レジデント
2012年　同病院頭頸部内科がん修練専門医
2014年　同病院頭頸部内科/先端医療科，医員
2016年　順天堂大学大学院修了
　宮城県立がんセンター頭頸部内科，科長

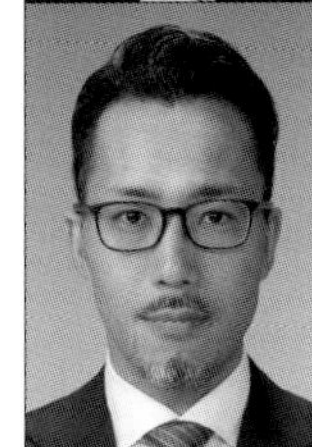

佐野　大佑
（さの　だいすけ）

2001年　横浜市立大学卒業
　同大学附属病院，臨床研修医
2003年　同大学耳鼻咽喉科・頭頸部外科入局
　同大学附属病院耳鼻咽喉科
　横浜市栄共済病院耳鼻咽喉科
2004～08年　同大学大学院医学研究科
2006～11年　米国テキサス大学 MD アンダーソン癌センター留学
2011年　横浜市立大学医学部耳鼻咽喉科・頭頸部外科，助教
2016年　同大学医学部耳鼻咽喉科・頭頸部外科，講師

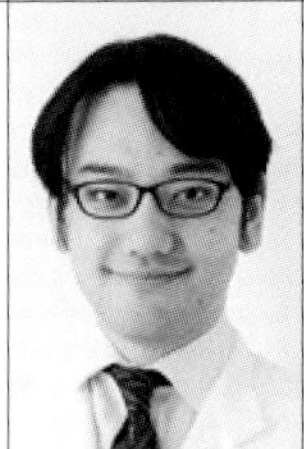

藤澤　孝夫
（ふじさわ　たかお）

2011年　京都大学卒業
　神戸市立医療センター中央市民病院
2013年　亀田総合病院腫瘍内科
2016年　国立がん研究センター東病院頭頸部内科

CONTENTS　頭頸部癌免疫療法の最前線

編集企画／志賀清人
岩手医科大学教授

Monthly Book ENTONI　No. 246/2020. 6　目次

編集主幹／小林俊光

【ENTONI®（エントーニ）】
ENTONIとは「ENT」（英語のear, nose and throat：耳鼻咽喉科）にイタリア語の接尾辞 ONE の複数形を表す ONI をつけ，耳鼻咽喉科領域を専門とする人々を示す造語.

MB ENT, 246：1-8, 2020

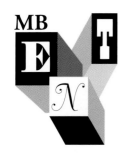

◆特集・頭頸部癌免疫療法の最前線

がん免疫療法とは？

近松一朗*

Abstract がん免疫療法の歴史は古く，100 年以上前から研究されてきた．自己の細胞から発生したがん細胞を非自己として認識し排除できるのかは，長年疑問であったが，腫瘍免疫学研究の発展や遺伝子工学技術の進歩により，がん免疫療法に対する認識は大きく変わってきた．特に，免疫チェックポイント阻害薬の登場は，がん治療にパラダイムシフトを起こした．また，新しい細胞免疫療法やがんワクチン療法の開発も進んでいる．今後，がん免疫療法も個別化そして複合化のアプローチが進み，より多くの患者ががん免疫療法の恩恵を受ける時代がやってくると思われる．本稿では，がんに対する免疫応答，そして様々ながん免疫療法について，これまでの歴史とともに概説する．

Key words 腫瘍免疫(tumor immunology)，細胞傷害性 T 細胞(cytotoxic T lymphocytes)，がん免疫編集(cancer immunoediting)，がん免疫療法(cancer immunotherapy)，免疫チェックポイント阻害薬(immune checkpoint inhibitor)

はじめに

これまでがん治療の3本柱として，外科的切除，放射線治療，化学療法が認識されていたが，免疫チェックポイント阻害薬の登場により，免疫療法はいまや第4の治療として注目されている．がん免疫療法は，がん細胞に直接作用するのではなく，がん細胞(がん抗原)を特異的に認識する T 細胞，特に細胞傷害性 T 細胞(cytotoxic T lymphocyte；CTL)を活性化させることで抗腫瘍効果を狙った治療であり，従来の殺細胞性抗がん剤や分子標的薬とは一線を画す．現在，免疫チェックポイント阻害薬の適応となるがん種が拡がりつつあるだけでなく，免疫チェックポイント阻害薬同士の組み合わせや化学療法，放射線治療との併用といった複合免疫療法に加え，新しい免疫チェックポイント阻害薬，新生抗原によるがんワクチン，キメラ抗原受容体 T(chimeric antigen receptor-T；CAR-T)細胞療法，光免疫療法などの新しい免疫療法の開発も進んでおり，その一部は既に臨床現場に登場している．本稿では，がん免疫療法の歴史とともに，様々ながん免疫療法について，これまでの進歩を振り返る．

がんに対する免疫応答

がん免疫療法を理解するうえで，がんに対する免疫応答を理解することが重要である．ここでは，がんに対する免疫応答について概説する．

免疫とは，生体の恒常性を維持するため，自己と非自己を認識し，非自己を排除するシステムである．がんは遺伝子の病気であり，遺伝子変異が蓄積されて生じるが，もともと自己の細胞から発生したがん細胞を非自己として認識し排除できるのかは，長年疑問であった．1900 年初めに Ehrlich によってがん細胞に対する免疫監視機構(cancer immunosurveillance)仮説が提唱され[1]，その後 Burnet がこの考えをさらに発展させた[2]．すなわち，生体内で発生するがん細胞に対して，

* Chikamatsu Kazuaki，〒 371-8511 群馬県前橋市昭和町 3-39-22 群馬大学大学院医学系研究科耳鼻咽喉科・頭頸部外科，教授

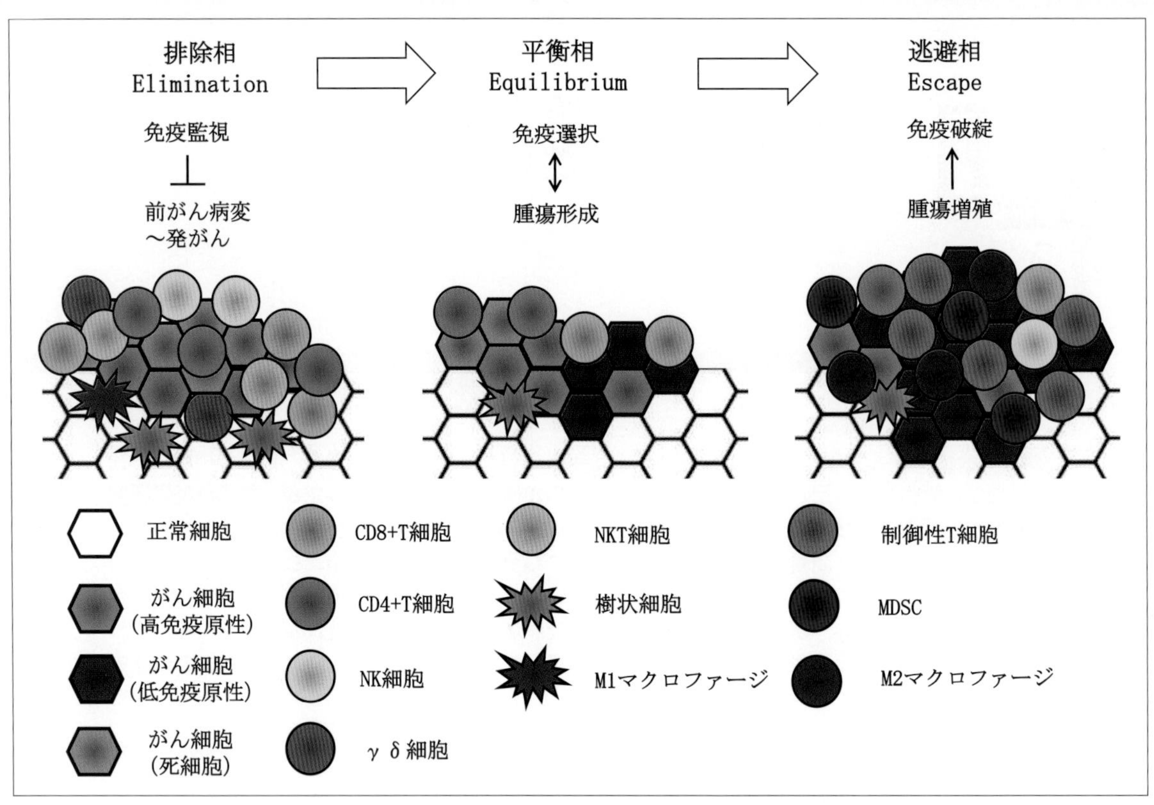

図 1. がん免疫編集(cancer immunoediting)

免疫系の監視機構が働き，排除されるという考え方である．その後，免疫不全マウスを用いての発がんやヒトがん抗原の同定などの腫瘍免疫学の発展に伴い，Schreiber らは発がんからがんの増殖・進展に対する免疫のかかわりを「がん免疫編集(cancer immunoediting)」として提唱した[3](図1)．

がん免疫編集は，排除相(elimination)，平衡相(equilibrium)，逃避相(escape)から成り，それぞれの英語の頭文字から3つのEの相とも言われている．正常細胞に何らかの原因で遺伝子損傷が起こり，異常細胞(がん細胞)が出現すると，生体のもつ細胞特異的あるいは組織特異的な防御機構とともに，異常細胞は自然免疫や獲得免疫が動員され，免疫系によって排除される．この相でがん細胞が排除されればがんを防御できたことになる．もし，排除されなければ平衡相へと移っていく．平衡相では，遺伝子の不安定性により生じた不均一ながん細胞集団が免疫細胞からの免疫選択を受け，排除されないが増大もしない状態が続く．ただし，平衡相においてはさらなる遺伝子変異の蓄積などにより免疫原性の低いがん細胞が増え，徐々に免疫抑制ネットワークが構築されていく．さらに，平衡相が破綻すると，がん細胞は無限に増殖していく．逃避相では，低免疫原性細胞の増殖，免疫抑制サイトカインの放出，制御性 T 細胞やミエロイド由来サプレッサー細胞といった免疫抑制細胞の増殖，浸潤などが起こり，免疫逃避機構が確立された状態となる．臨床的に同定されるがんは，この逃避相の状態である．がん免疫療法は，このがん免疫編集の逃避相の状態を平衡相，排除相に戻してやることである．

さて，がん免疫において最も中心的な役割を果たす細胞は T 細胞である．がん細胞に対しては，ナチュラルキラー(natural killer；NK)細胞やマクロファージなどの自然免疫も抗腫瘍免疫応答を示すが，マクロファージや樹状細胞(dendritic cell；DC)などの貪食細胞(抗原提示細胞)は，がん細胞を取り込み，がん抗原タンパクを処理して抗原ペプチドを主要組織適合遺伝子複合体(major

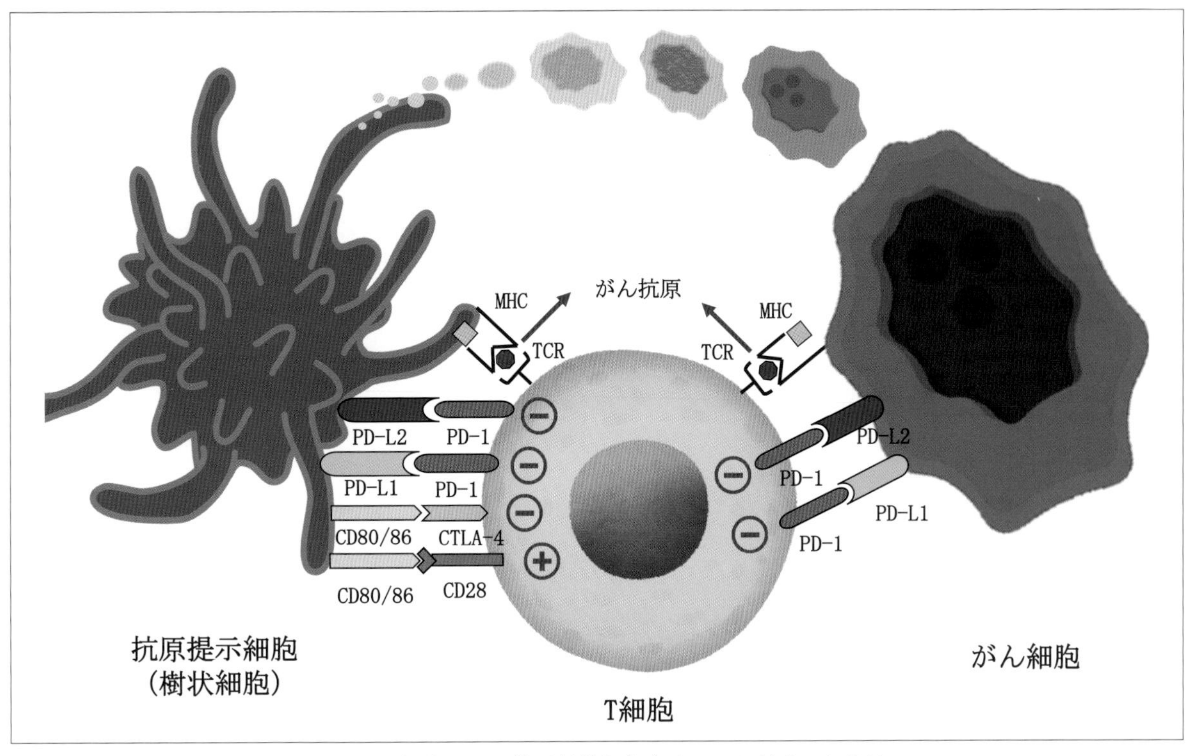

図 2. T細胞のがん抗原認識と免疫チェックポイント分子

histocompatibility complex；MHC)に結合させてT細胞に提示する．この際に，T細胞にはT細胞受容体(T cell receptor；TCR)と副刺激受容体(CD28)の2つの活性化シグナルが必要である．一方，抑制性副刺激受容体として，cytotoxic T lymphocyte antigen-4(CTLA-4)やprogrammed cell death-1(PD-1)があり，これらの分子によりT細胞の過剰な反応を制御している．活性化されたT細胞は認識したがん抗原を提示しているがん細胞を攻撃・破壊するのだが，がん細胞はPD-1に対するリガンドであるprogrammed death-ligand 1(PD-L1)やPD-L2を発現することで，T細胞からの攻撃から逃れている(図2)．

がん免疫療法

がんの免疫療法は，大きく受動免疫療法と能動免疫療法に分けられる(表1)．受動免疫療法はがんを攻撃するリンパ球やNK細胞などを体外で活性化して体内に戻す細胞移入療法やがん細胞の増殖にかかわる分子を阻害する抗体を投与する抗体療法がこれにあたる．これに対して，能動免疫療法は，患者体内の免疫系に直接作用し，抗腫瘍免疫応答を刺激，活性化させる方法で，例えば，がん抗原を患者に接種するがんワクチン療法や免疫反応を活性化させるサイトカイン(インターフェロンやインターロイキン2など)を体外から投与するサイトカイン療法がこれにあたる．また，免疫チェックポイント阻害薬は，がんによる免疫抑制を解除することで，CD8+T細胞をはじめとした抗腫瘍免疫応答の活性化を狙ったもので能動免疫療法と言える．さらにそれぞれには，がん細胞だけが持つ抗原(がん特異的抗原)をターゲットにする特異的免疫療法と生体の免疫能全般をターゲットにする非特異的免疫療法が存在する．

腫瘍免疫学の発展とがん免疫療法開発の変遷を図3にまとめた．がん免疫療法の歴史は古く，1891年にColeyが細菌株を用いて行った治療がその最初と言われている．彼は，丹毒に罹患したがん患者の腫瘍が縮小している事実から，レンサ球菌とセラチア菌の死菌を使ったコーリーワクチンを開発し，手術不能がん患者に投与し，多くのがん患者の腫瘍が退縮したことを報告している[4]．しかしながら，臨床試験プロトコールの未熟さや再現性の問題とともに，同時期の放射線治療や化

表 1. がん免疫療法

受動免疫療法	・細胞移入療法 1．腫瘍浸潤リンパ球（TIL）療法 2．TCR 遺伝子改変 T 細胞療法 3．キメラ抗原受容体 T 細胞（CAR-T）療法 ・抗体療法 （抗 CD20 抗体，抗 Her2 抗体，抗 EGFR 抗体など）
能動免疫療法	・ワクチン療法 1．腫瘍抗原ワクチン （ペプチド，タンパク，腫瘍細胞分解産物など） 2．樹状細胞療法 ・免疫賦活剤（biological response modifier；BRM） （OK-432，BCG など） ・サイトカイン療法 （IL-2，IFN-γ など） ・免疫調節抗体 1．免疫チェックポイント阻害薬 （抗 CTLA-4 抗体，抗 PD-1 抗体，抗 TIM-3 抗体など） 2．共刺激分子アゴニスト抗体 （抗 4-1BB 抗体など）

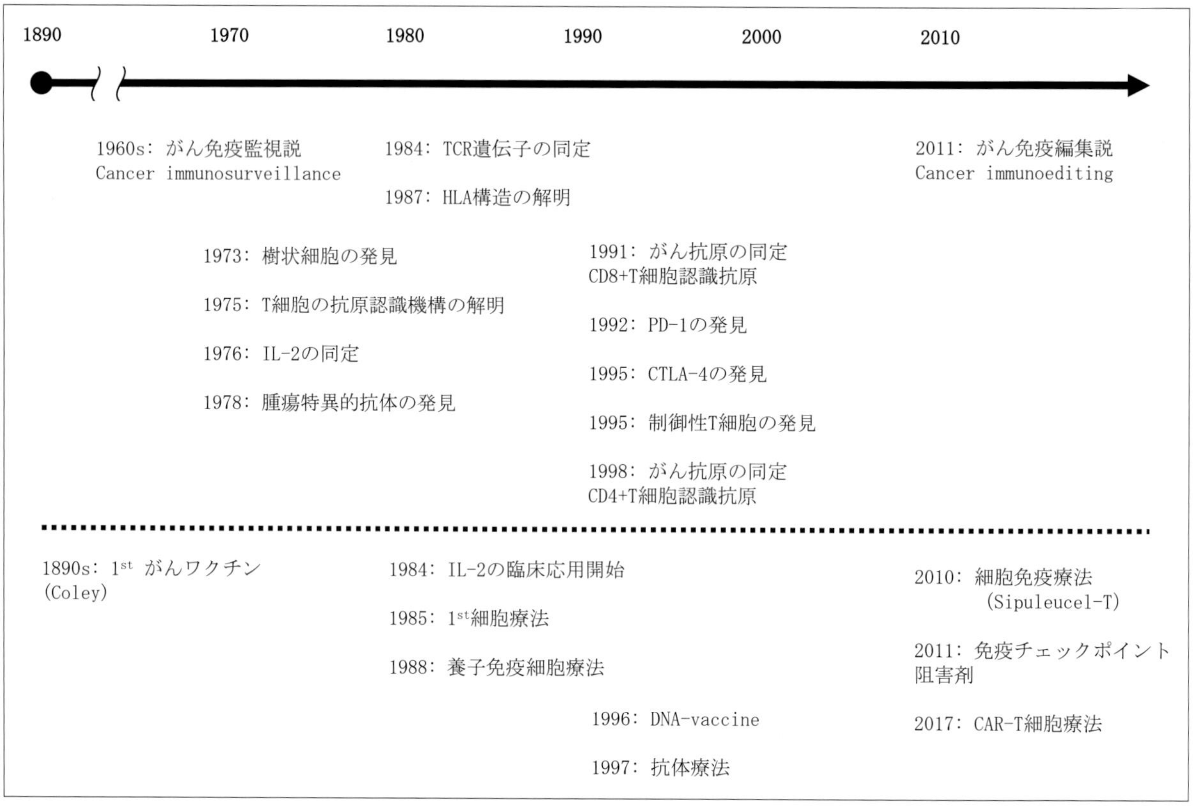

1890　1970　1980　1990　2000　2010

1960s：がん免疫監視説
Cancer immunosurveillance
1973：樹状細胞の発見
1975：T細胞の抗原認識機構の解明
1976：IL-2の同定
1978：腫瘍特異的抗体の発見
1984：TCR遺伝子の同定
1987：HLA構造の解明
1991：がん抗原の同定
CD8+T細胞認識抗原
1992：PD-1の発見
1995：CTLA-4の発見
1995：制御性T細胞の発見
1998：がん抗原の同定
CD4+T細胞認識抗原
2011：がん免疫編集説
Cancer immunoediting

1890s：1st がんワクチン
(Coley)
1984：IL-2の臨床応用開始
1985：1st細胞療法
1988：養子免疫細胞療法
1996：DNA-vaccine
1997：抗体療法
2010：細胞免疫療法
(Sipuleucel-T)
2011：免疫チェックポイント阻害剤
2017：CAR-T細胞療法

図 3. 腫瘍免疫学の発展とがん免疫療法開発の変遷

学療法の発展によって，この治療に対する関心は次第に低下していった．1970 年代になると，DC の発見[5]，MHC 拘束性の発見[6]，NK 細胞の発見[7)8]などにより腫瘍免疫学は大きく進歩した．また，分子生物学的手法の発展は，細胞間情報伝達分子であるインターフェロンやインターロイキンなどのサイトカイン遺伝子のクローニングやリコンビナントサイトカインの生成を可能にし，サイトカインの臨床応用や細胞療法などのがん免疫療法が行われ始めた．以下に，現在開発が進んでいる様々な免疫療法について概説する．

1．細胞移入療法

1980年代にT細胞の増殖に必要なサイトカインであるインターロイキン2(interleukin-2；IL-2)が合成可能になり，IL-2の臨床応用が始まった．Rosenbergらは，がん患者からリンパ球を取り出し，IL-2で培養，増殖させ，これを患者に再び戻す養子免疫細胞療法，lymphokine-activated killer(LAK)療法を開発したが[9]，期待されたほどの効果を示さなかった．さらに，彼らは外科的に切除された腫瘍内に浸潤するリンパ球(tumor-infiltrating lymphocytes；TIL)を分離し，体外で培養・増殖させて患者に戻すTIL療法を行い，悪性黒色腫患者を対象にした本治療では，約50％の奏効率であった[10]．TILには，多くのがん抗原に特異的なT細胞が含まれており，これらのT細胞が抗腫瘍効果を示したものと思われる．現在は，TIL療法をさらに発展させた遺伝子改変T細胞療法として，CAR-T細胞療法が実用化され，TCR遺伝子改変T(TCR-T)細胞療法も実用化に向けた開発が進んでいる．

前述したように，T細胞は，本来抗原提示細胞上のMHC分子によって提示された抗原ペプチドをTCRによって認識する．さらに，抗原提示細胞上の副刺激分子とT細胞上に発現するCD28による結合が必要である．この2つのシグナルによってT細胞は活性化・増殖し，その機能を発揮する．CAR-T細胞は，TCRの代わりに，抗体のリガンド結合領域(細胞外領域)とTCRのシグナル伝達領域であるCD3ζ鎖(細胞内領域)，T細胞の副刺激分子であるCD28や4-1BBを融合させたCARをT細胞に遺伝子導入した腫瘍特異的なT細胞である．これにより，T細胞はその抗原を発現したがん細胞に対して細胞傷害性T細胞として作用する．CD19分子を標的としたCAR-T細胞を用いた臨床試験によって，B細胞性血液がんに対して，高い効果を示した[11]．2017年にCD19 CAR-T細胞療法がアメリカ食品医薬品局(Food and Drug Administration；FDA)によって承認され，2019年には日本でも承認された．今後は，サイトカイン放出症候群(cytokine release syndrome；CRS)や腫瘍崩壊症候群，on-target off-tumor toxicityなどの有害事象の対策とともに，いまだ十分な効果が示されていない固形がんに対するさらなる改良が期待される．一方のTCR-T細胞療法は，がん抗原特異的T細胞のTCR遺伝子を単離し，これをT細胞に導入した遺伝子改変T細胞を使った免疫細胞療法である．TCR-T細胞療法は，2006年に転移性悪性黒色腫患者を対象にがん抗原melanoma antigen recognized by T cells-1(MART-1)に特異的なTCRを遺伝子導入したTCR-T細胞療法が試みられ，17例中2例でPRの効果を示したことが報告された[12]．以降，NY-ESO-1やmelanoma-associated antigen 3(MAGE-A3)などの抗原に対して，またTCR遺伝子も高親和性に改変されたものを使用するなどのさらなる改良が行われ，臨床試験が行われている．

2．抗体療法

1980年代は，遺伝子工学技術の急速な発達により，キメラ抗体あるいはヒト化抗体の作成が可能になった．これにより，がんに特異的あるいは過剰に発現し，がんの増殖や浸潤に関与している特定の分子を標的にした抗腫瘍モノクローナル抗体が開発され，1997年に抗CD20抗体(リツキシマブ)が抗体医薬品として初めて承認された．以後，現在までに数多くの抗体医薬品が開発，承認されており，抗CD20抗体(リツキシマブ)に加え，抗Her2抗体(トラスツズマブ)や抗VEGF抗体(ベバシズマブ)などは，がん治療においてパラダイムシフトを起こした．頭頸部癌では，抗epidermal growth factor receptor(EGFR)抗体(セツキシマブ)が保険適用となっている．抗体薬の主な作用機序は標的分子に結合し，その機能を制御することで抗腫瘍効果を発揮することであるが，同時に抗体依存性細胞傷害(antibody-dependent cellular cytotoxicity；ADCC)活性や補体依存性細胞傷害(complement-dependent cytotoxicity；CDC)活性などによっても抗腫瘍効果を発揮する．抗体医薬品に利用されるIgGは，さらにIgG1，IgG2，IgG3，IgG4のサブクラスに分類され，ADCC活性やCDC活性はIgGのサブクラスに大きく依存し，IgG1が最も強い活性を示す．それゆえIgG1抗体であるセツキシマブはEGFRに結合し，このシグナル伝達を阻害する一方で，様々な免疫学的作用を有している．すなわち，ADCCを介したNK細胞の活性化によって，がん細胞の傷害，IFN-γのようなサイトカイン産生亢進が生じる．このことはさらにがん抗原の放出や樹状細胞の活性化をきたし，がん抗原のクロスプレゼンテーションやさらなるNK細胞の活性化を経て，最終的にがん抗原特異的T細胞を刺激し増殖させる[13]．このように抗体医薬品の一部は，その作用機序として免疫細胞によるがん細胞傷害活性も有しており，その作用を増強させることも試みられている．

3．ワクチン療法

1991年にBoonらが悪性黒色腫患者から樹立したCD8+T細胞が認識する抗原，MAGE-1をヒトにおけるはじめてのがん抗原として同定した[14]．その後，様々な手法を用いて，多くのがん抗原が同定されていった．がん抗原の発見により，がん抗原分子を患者に投与し，生体内でがん抗原特異的免疫応答を誘導し，これによってがんを治療するといったがんワクチン療法が始められた．これまでの主に腫瘍関連抗原を用いたワクチン療法では，患者体内に抗原特異的免疫応答は誘導されるが，臨床的な有効性を示したのは一部の患者であった．これはがん抗原特異的T細胞が誘導されても腫瘍局所に集積できないことや局所の免疫抑制機構によりうまく機能できないことなどが考えられる．がん抗原は，その抗原のタイプとして，がん・精巣抗原，分化抗原，過剰発現抗原，ウイルス抗原などに分類されるが，近年は次世代シークエンサー技術の発達により，がん特異的遺伝子変異に由来する抗原(新生抗原：neoantigen)が数多く同定されるようになった．現在は，より抗原性が高いネオアンチゲンを用いたがんワクチン療法の臨床試験も行われている．

1973年にSteinmanらによって優れた抗原提示細胞であるDCが発見された[5]．さらに，1990年代になりDCのサブセットの解析，培養法の確立などにより，DCを用いた細胞療法の臨床試験が行われ始めた．2010年にFDAは，転移性ホルモン抵抗性前立腺癌の治療として初めての細胞免疫療法であるsipuleucel-Tを承認した．これは，前立腺癌に対する腫瘍抗原である前立腺酸性フォスファターゼとgranulocyte macrophage colony-stimulating factor(GM-CSF)融合タンパクで感作した自己樹状細胞ワクチンであり，第三相臨床試験でホルモン抵抗性前立腺癌患者に対して生存期間中央値を約4ヶ月延長させた[15]．本治療は前述した免疫細胞療法とも位置づけられるが，現在，様々ながん抗原を付加した樹状細胞ワクチンの臨床試験が行われている．

4．免疫調節抗体

1990年代に，AllisonらによってCTLA-4分子がT細胞に対して抑制性に働くことが明らかにされた[16]．また，Honjoらも，活性化したT細胞，B細胞，NK細胞に発現するPD-1分子が免疫抑制作用を示すことを明らかにした[17]．その後，マウスモデルにてこれらの抑制性分子をブロックすることで抗腫瘍効果を示すことが報告され[18][19]，抗CTLA-4抗体および抗PD-1抗体の開発，そして臨床応用へと進んでいく．従来のがん免疫療法がT細胞を主とした抗腫瘍免疫応答のアクセルを踏む方向に作用させることを目指していたのに対して，免疫チェックポイント阻害薬はブレーキを外す方向に作用することが大きな違いである．免疫チェックポイント阻害薬は，その臨床試験において，様々ながん種に対して有効性を示し，多くのがん種で承認されている．現在，他の免疫チェックポイント分子であるT-cell immunoglobulin and mucin domain 3(TIM-3)やlymphocyte activation gene-3(LAG-3)に対する抗体や，T細胞を活性化させる副刺激シグナル(4-1BBやOX-40など)に対するアゴニスティック抗体の開発も進んでいる．

おわりに

免疫系ががんを認識し，これを排除することが明らかになってから，約30年の期間を経て，現在がん免疫療法は，がん治療体系を変えるほどのインパクトを示している．今後，ゲノム解析を含めたオミックス解析やシングルセルレベルの解析が進み，患者個人のがん細胞の個性や抗腫瘍免疫病態の詳細な評価ができるようになることで，個別化がん免疫療法が推進されるとともに，がん微小環境における免疫抑制機構にかかわる細胞・分子基盤のさらなる解明により，様々な治療法の組み合わせによる複合免疫療法へと発展していくことが期待される．

文　献

1) Ehrlich P：Über den jetzigen stand der karzinomforschung. Ned Tijdschr Geneeskd, **5**：273-290, 1909.
2) Burnet FM：The concept of immunological surveillance. Prog Exp Tumor Res, **13**：1-27, 1970.
3) Dunn GP, Bruce AT, Ikeda H, et al：Cancer immunoediting：from immunosurveillance to tumor escape. Nat Immunol, **3**：991-998, 2002.
Summary　発がんにおける免疫系とがんのかかわりは「排除相」「平衡相」「逃避相」とよばれる3つの相から構成される「がん免疫編集」としてまとめられている．
4) Coley WB：The treatment of sarcoma with the mixed toxins of erysipelas and Bacillus prodigiosus. Boston Med Surg J, **158**：175-182, 1908.
5) Steinman RM, Cohn ZA：Identification of a novel cell type in peripheral lymphoid organs of mice. I. Morphology, quantitation, tissue distribution. J Exp Med, **137**：1142-1162, 1973.
6) Zinkernagel RM, Doherty PC：Restriction of in vitro T cell-mediated cytotoxicity in lymphocytic choriomeningitis within a syngeneic or semiallogeneic system. Nature, **248**：701-702, 1974.
7) Herberman RB, Nunn ME, Holden HT, et al：Natural cytotoxic reactivity of mouse lymphoid cells against syngeneic and allogeneic tumors. II. Characterization of effector cells. Int J Cancer, **16**：230-239, 1975.
8) Kiessling R, Klein E, Pross H, et al："Natural" killer cells in the mouse. II. Cytotoxic cells with specificity for mouse Moloney leukemia cells. Characteristics of the killer cell. Eur J Immunol, **5**：117-121, 1975.
9) Rosenberg SA, Lotze MT, Muul LM, et al：Observations on the systemic administration of autologous lymphokine-activated killer cells and recombinant interleukin-2 to patients with metastatic cancer. New Engl J Med, **313**：1485-1492, 1985.
10) Rosenberg SA, Restifo NP：Adoptive cell transfer as personalized immunotherapy for human cancer. Science, **348**：62-68, 2015.
11) Maude SL, Frey N, Shaw PA, et al：Chimeric antigen receptor T cells for sustained remissions in leukemia. N Engl J Med, **371**：1507-1517, 2014.
12) Morgan RA, Dudley ME, Wunderlich JR, et al：Cancer regression in patients after transfer of genetically engineered lymphocytes. Science, **314**：126-129, 2006.
13) Ferris RL, Jaffee EM, Ferrone S：Tumor antigen-targeted, monoclonal antibody-based immunotherapy：clinical response, cellular immunity, and immunoescape. J Clin Oncol, **28**：4390-4399, 2010.
14) van der Bruggen P, Traversari C, Chomez P, et al：A gene encoding an antigen recognized by cytolytic T lymphocytes on a human melanoma. Science, **254**：1643-1647, 1991.
15) Kantoff PW, Higano CS, Shore ND, et al：Sipuleucel-T immunotherapy for castration-resistant prostate cancer. N Eng J Med, **363**：411-422, 2010.
16) Krummel MF, Allison JP：CD28 and CTLA-4 have opposing effects on the response of T cells to stimulateion. J Exp Med, **182**：459-465, 1995.
17) Nishimura H, Okazaki T, Tanaka Y, et al：

Autoimmune dilated cardiomyopathy in PD-1 receptor-deficient mice. Science, **291**：319-322, 2001.
18）Leach DR, Krummel MF, Allison JP：Enhancement of antitumor immunity by CTLA-4 blockade. Science, **271**：1734-1736, 1996.
Summary マウスモデルにおいて，抑制性副刺激分子のCTLA-4を抗体でブロックすることで，腫瘍抑制効果が認められた．
19）Iwai Y, Ishida M, Tanaka Y, et al：Involvement of PD-L1 on tumor cells in the escape from host immune system and tumor immunotherapy by PD-L1 blockade. Proc Natl Acad Sci USA, **99**：12293-12297, 2002.
Summary マウスモデルにおいて，抑制性副刺激分子のPD-1を抗体でブロックする，あるいはPD-1欠損マウスでは，PD-L1発現腫瘍細胞の増殖が抑制された．

MB ENT, 246：9-18, 2020

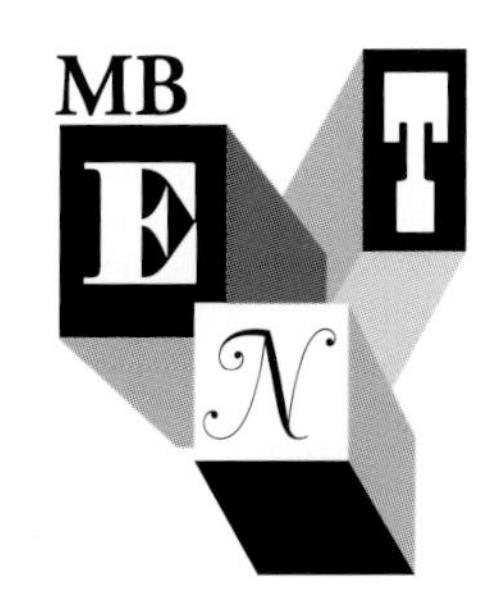

◆特集・頭頸部癌免疫療法の最前線

頭頸部癌の免疫療法の開発

上田百合*1　榎田智弘*2　田原　信*3

Abstract　免疫系は生体内に生じた非自己を排除する機構である．がん細胞は自己から生じた細胞であるが，遺伝子変異などによって自己とは異なる特徴を有しており，免疫系はこうした違いを認識してがん細胞を排除すると考えられている．免疫系には自然免疫と獲得免疫があるが，ウイルスや細菌を排除する際と同様に，がん免疫においても両者の免疫機構がかかわる．これら免疫療法が画期的なのは，自己に備わった免疫反応で抗腫瘍効果を発揮することにより，従来ほとんどの再発／転移の固形がんでは望めなかった長期生存（生存曲線のプラトー化）が一部の症例で得られている点である．本稿ではがん免疫にかかわる免疫機構と，それを利用した免疫療法の機序について述べる．なかでも，抗 PD-1 抗体は頭頸部癌に対して承認されており，この作用機序について重点的に扱う．

Key words　免疫療法(immunotherapy)，免疫チェックポイント阻害薬(immune checkpoint inhibitor)，抗 PD-1 抗体(anti PD-1 antibody)，ニボルマブ(nivolumab)，ペムブロリズマブ(pembrolizumab)

免疫療法の作用機序

1．抗腫瘍免疫のサイクル

がんの生物学的特性として，従来では「無制限な複製能」や「細胞死への抵抗性」「組織への浸潤・転移性」が挙げられてきた．近年こうした特性に，「免疫逃避」を加えるべきだと提唱されている[1)]．本来であれば異常細胞として排除されるべきがん細胞が，後述する PD-1/PD-L1 など免疫チェックポイント分子，制御性 T 細胞(regulatory T cell；Treg)などの免疫抑制細胞，IL-10 や TGF β などのサイトカインの存在より，免疫から逃れて増殖できるようになるという考えである．がん免疫編集機構(cancer immunoediting)と呼ばれるこの概念では，がんが発生してから増殖する過程において，自己の免疫監視機構により排除される「排除相」，腫瘍免疫とがんの増殖が拮抗する「平衡相」を経て，がんが免疫機構から逃れて増殖する「逃避相」に至るとされている[2)]．

抗腫瘍免疫応答は，主に 7 つのステップからなると考えられている(図 1)．すなわち，① 細胞死したがん細胞からがん抗原が放出され，② 樹状細胞がそれを取り込み，③ リンパ節で樹状細胞が抗原提示して T 細胞を活性化させ，④ 活性化 T 細胞が腫瘍に遊走し，⑤ 腫瘍組織内に浸潤，⑥ がん抗原を認識して，⑦ がん細胞を障害する．障害されたがん細胞はがん抗原を放出するので，① につながりサイクルが形成される，という流れである[3)]．このサイクルを促進する「アクセル」の働きと，抑制する「ブレーキ」の働きがそれぞれ存在しており，従来はアクセル側の治療開発が主体であった[4)]．しかし，これら各ステップにおいてがんの免疫逃避にかかわる機序が判明するにつれ，こうした免疫逃避機構を抑制(＝ブレーキを

*1 Ueda Yuri，〒 277-8577　千葉県柏市柏の葉 6-5-1　国立がん研究センター東病院頭頸部内科
*2 Enokida Tomohiro，同
*3 Tahara Makoto，同，科長

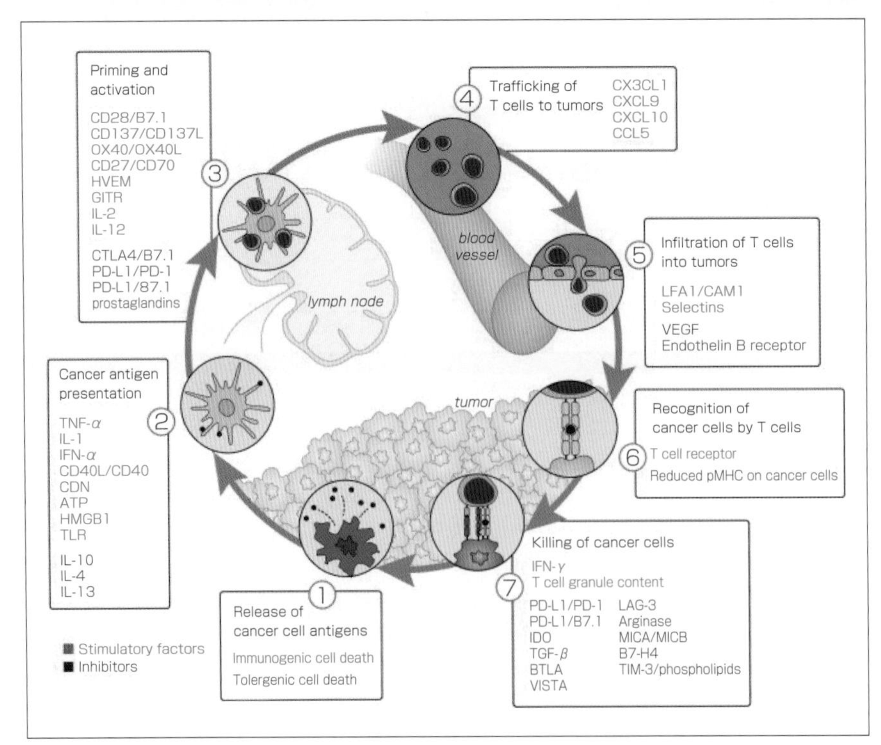

図 1. 抗腫瘍免疫のサイクル
(文献3より引用)

表 1. 免疫チェックポイント阻害薬の種類(国内承認のあるもの)

作用機序	一般名	商品名	抗体のサブタイプ	頭頸部癌における承認状況
抗 PD-1 抗体[37]	ニボルマブ	オプジーボ®	IgG4	再発／転移プラチナ抵抗性頭頸部癌
	ペムブロリズマブ	キイトルーダ®	IgG4	再発／転移頭頸部癌
抗 PD-L1 抗体[38]	アテゾリズマブ	テセントリク®	IgG4	未
	デュルバルマブ	イミフィンジ®	IgG1	未
	アベルマブ	バベンチオ®	IgG1	未
抗 CTLA-4 抗体[39]	イピリムマブ	ヤーボイ®	IgG1	未

阻害)することで有効な抗腫瘍免疫が得られるように働きかける「免疫チェックポイント阻害薬」が開発され，臨床応用に至っている(表 1)．特に代表的なものとして，抗 PD-1(programmed cell death-1)抗体であるニボルマブ・ペムブロリズマブが挙げられ，これは主に ⑦ のがん細胞を傷害するステップに作用する．一方，抗 CTLA-4 抗体は，主に ③ のリンパ節における抗原提示に作用する．

2．抗 PD-1/PD-L1 抗体の作用機序

PD-1 は，主に活性化した T 細胞に発現している分子であり，腫瘍局所で細胞傷害性 T 細胞が標的細胞を傷害する過程で重要である．本来これは自己への免疫応答を抑制するための機構である．すなわち，T 細胞上の PD-1 に PD-L1 などのリガンドが結合すると，T 細胞へ抑制性のシグナルが伝達されることで，T 細胞によって自己の細胞が無秩序に障害されることを防いでいる．しかし，PD-L1 は様々ながん細胞にも発現し，これら免疫抑制性のシグナルを利用することで腫瘍に対する免疫応答の逃避にもかかわっていることが判明した[5]．抗 PD-1/PD-L1 抗体はこの機序を阻害する

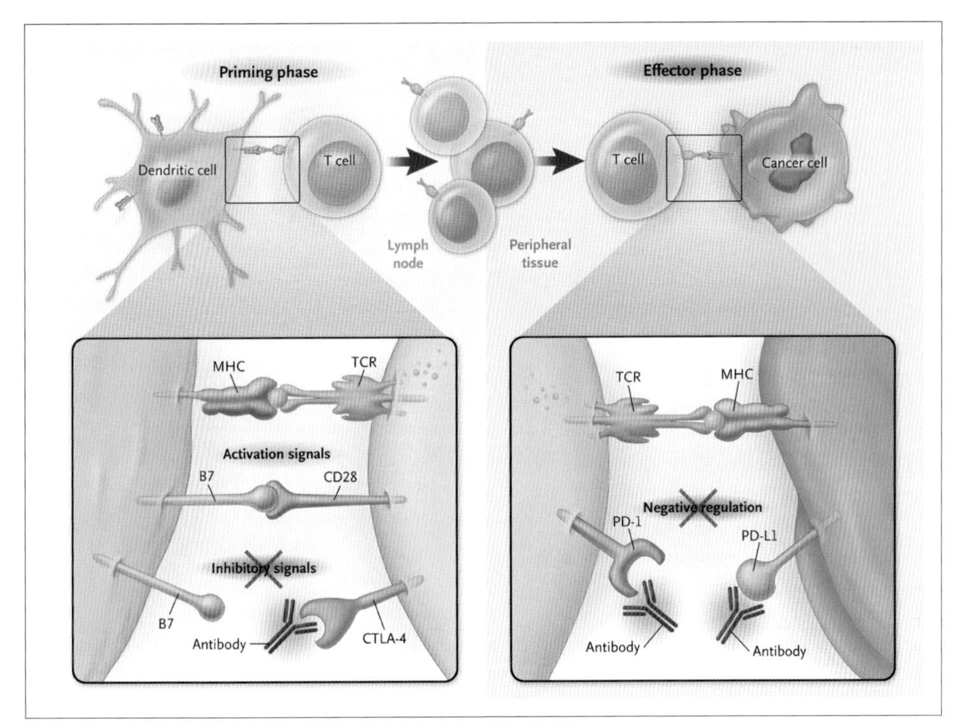

図 2. 抗 PD-1 抗体の作用機序
（文献 45 より引用）

ことによって，免疫逃避状態にある腫瘍細胞を細胞傷害性 T 細胞が再び攻撃できるよう作用する（図 2）．この機序にかかわる薬剤は現時点で抗 PD-1 抗体と抗 PD-L1 抗体の 2 種類に大別される．頭頸部癌で既に保険適用となっているニボルマブ・ペムブロリズマブは完全ヒト型抗 PD-1 モノクローナル IgG4 抗体であり，細胞傷害性 T 細胞に発現している PD-1 に結合して，そのリガンドとの干渉を阻害する．一方で，肺癌などで承認されているアテゾリズマブ・デュルバルマブなどは，リガンドである腫瘍などの PD-L1 側に結合することで PD-1 との結合を阻害する．作用部位の違いから，効果や有害事象の発現状況が異なる可能性もあると考えられているものの，これまでの臨床試験では大きな効果・副作用の違いは明らかになっていない．

3．抗 PD-1/PD-L1 抗体以外の免疫療法薬

奏効例における長期生存が認められる一方，抗 PD-1/PD-L1 抗体により治療効果が得られる症例は全体の 10～20％と限定的であり，さらなる治療開発が求められている．その背景の理解において，腫瘍の局所環境における腫瘍浸潤リンパ球（tumor infiltrating lymphocyte；TIL），特に細胞傷害性 T 細胞の存在が重要視されている．

抗 PD-1/PD-L1 抗体の働きは，PD-L1 を阻害して抗腫瘍免疫が有効に行われるようにするというものだが，実際に抗腫瘍効果を発揮するのはあくまで自己の免疫担当細胞である．つまり，腫瘍に PD-L1 が発現していたとしても，周囲に腫瘍を障害する TIL（特に細胞傷害性 T 細胞）が存在しなければ，抗腫瘍効果は発揮されない．Teng らは，腫瘍の PD-L1 発現と，腫瘍内に浸潤する TIL の有無で腫瘍局所環境を 4 つに分類し（図 3），抗 PD-1/PD-L1 抗体が効果を発揮できるのは「PD-L1 発現陽性」および「TIL 浸潤あり」の両者が揃う場合のみであるとしている．対して，本来であれば腫瘍免疫が働くはずの「PD-L1 発現陰性」かつ「TIL 浸潤あり」の状態にもかかわらず腫瘍免疫が作用しない場合は，他の腫瘍免疫を抑制する機構（例：免疫抑制性細胞である制御性 T 細胞が TILs として多く認められる場合など）が関与していると考えられる[6]．また，「TIL 浸潤なし」つまり腫瘍局所に免疫細胞が乏しい状況（＝cold tumor）では，免疫細胞を誘導できれば抗 PD-1 抗

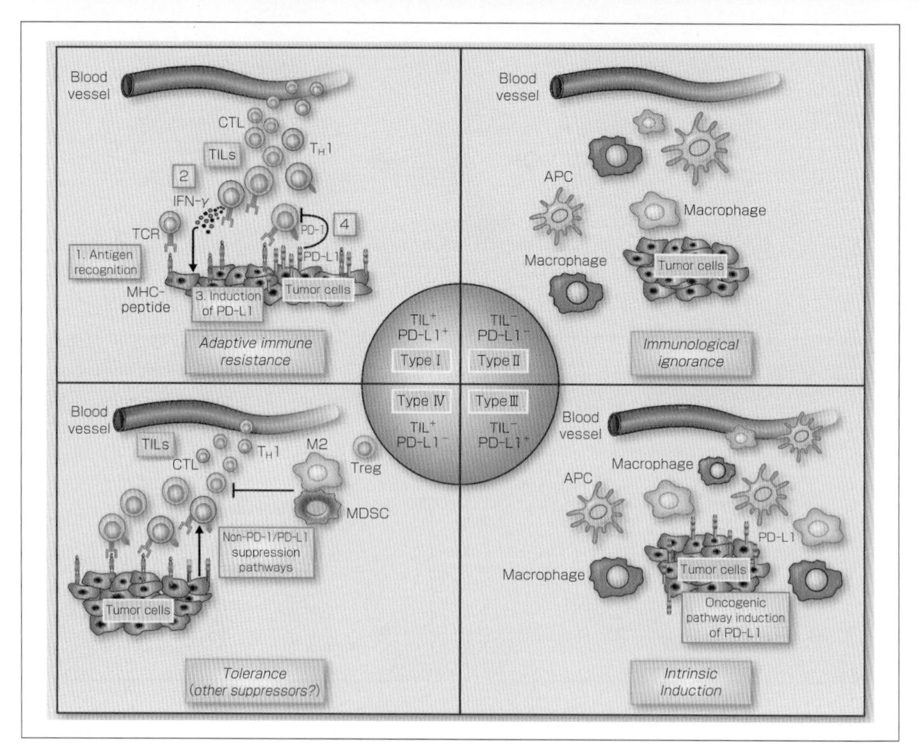

図 3. 腫瘍局所の免疫環境の違い
（文献 6 より引用）

体療法の効果が高まることが期待される．したがって，抗 PD-1 単独療法抵抗性の克服には，これらの状況を想定した介入が検討できる．

分子標的治療としての抗 VEGF 療法は，腫瘍内へのリンパ球浸潤を助けることに加え，VEGF を介した T 細胞の疲弊状態克服への寄与も報告されており，抗PD-1療法との併用が期待される[7)8)]．頭頸部のがん腫の中では，甲状腺未分化癌において，樹状細胞の浸潤が乏しいなど免疫抑制状態にあることが知られており[9)10)]，前臨床では VGEFR キナーゼに作用するレンバチニブと抗 PD-1 抗体の併用療法の有用性が示唆されている[11)]．本邦でも根治切除不能な甲状腺未分化癌におけるレンバチニブ＋ニボルマブ併用療法の第Ⅱ相試験が医師主導治験として開始されており（JapicCTI-194835），結果が注目される．

また，Treg を標的とした治療も抗 PD-1 療法とは異なる側面から抗腫瘍免疫応答向上に繋がりうる．近年，成人 T 細胞性白血病の治療薬として承認されたモガムリズマブは，Treg に発現しているCC chemokine receptor type 4 を標的とした抗体薬であり，固形がんを対象としたニボルマブとの併用療法で Treg の減少と CD8 陽性 T 細胞の増加が認められている[12)]．

さらに，自然免疫で重要な natural killer（NK）細胞を標的とした治療も注目されている．腫瘍細胞などに発現する HLA-E が NK 細胞上に発現する natural killer group 2A（NKG2A）に結合すると，NK 細胞はその機能を抑制されるが，ヒト化抗 NKG2A 抗体であるモナリズマブは，この NKG2A/HLA-E 媒介性の免疫抑制を阻害する．頭頸部扁平上皮癌に対するモナリズマブとセツキシマブとの併用療法を検証した第Ⅱ相試験では奏効割合 27.5% が報告され，既報のセツキシマブ単剤療法（奏効割合 13%）と比較して有望と考えられた[13)]．今後，第Ⅲ相試験も含めた開発が期待される．

既述の抗腫瘍免疫のサイクルの観点からは，PD-1 と並ぶ免疫抑制性分子であり，主として抗原提示の際に関与する CTLA-4 が重要である（図 1-③）．樹状細胞などの抗原提示細胞（antigen presenting cell；APC）は，リンパ組織において主要組織適合遺伝子複合体（major histocompatibility complex；MHC)を介してT細胞に抗原を提示する．しかし，T細胞の十分な活性化には，MHCを介した抗原提示に加えてT細胞上のCD28がAPC上のCD80・CD86に結合することが必要とされる．T細胞上のCTLA-4は，CD28とCD80・CD86の結合に競合することでT細胞の活性化を妨げるため，イピリムマブやトレメリムマブに代表される抗CTLA-4抗体はT細胞の十分な活性化を促進する．抗PD-1/PD-L1抗体とは異なる機序での免疫チェックポイント阻害薬として，併用での試験も複数行われ，悪性黒色腫や腎細胞癌ではニボルマブ+イピリムマブといった併用療法が承認されている．

頭頸部癌における免疫療法の働き

ここでは特に，頭頸部癌における免疫療法にまつわる項目を扱う．

1．腫瘍遺伝子変異量(tumor mutation burden；TMB)

TMBは腫瘍に存在する非表現突然変異(タンパク質のアミノ酸配列に影響を及ぼさない変異)の総数を表し，頭頸部癌は様々ながん腫の中でTMBが高いグループに分類されている[14]．TMBが高い腫瘍は，正常細胞との違いの多さから非自己として認識されやすく，免疫療法薬が奏効しやすい集団と考えられている．実際に肺癌では，TMB高値(≧10Mt/Mb)以上の患者では，ニボルマブ+イピリムマブ併用療法においてTMB低値集団に比して高い効果が認められている[15]．頭頸部癌では，喫煙や飲酒などの慢性刺激によって遺伝子変異が惹起され，TMB高値になりやすいと考えられている[14]．TMBは，2019年7月より保険承認された遺伝子パネル検査で測定することも可能であるため，今後さらなるデータの集積が期待される．なお，高TMBと関連するとされる高頻度マイクロサテライト不安定性(microsatellite instability-high；MSI-High)を示す頭頸部癌症例は，全体の0.78%であったと報告されている[16]．事実，MSI-High 233症例を対象にペムブロリズマブの有効性を評価した第Ⅱ相試験では，頭頸部扁平上皮癌の登録は1例(0.4%)と限定的である[17]．

表 2． 頭頸部癌におけるPD-L1発現率

原発巣	N(人)	PD-L1 発現率	備考
口腔，下咽頭，喉頭[40]	24	66%	
口腔[41]	305	44%	
中咽頭[42]	133	68%	HPV陽性で71% HPV陰性で61%
上咽頭[43]	139	95%	
唾液腺[20]	219	23%	詳細は下記*
鼻副鼻腔[44]	53	22%	扁平上皮癌で34% 腸型腺癌で17%

*以下は唾液腺癌における各組織型ごとの陽性率(陽性例／組織型の合計人数)：腺様嚢胞癌　2%(1/53)，多形腺腫由来癌　41%(18/44)，粘表皮癌　9%(3/34)，導管癌　48%(15/31)，腺癌NOS　36%(4/11)，大細胞癌　71%(5/7)，扁平上皮癌　40%(2/5)，明細胞癌NOS　100%(1/1)

2．腫瘍のPD-L1発現

頭頸部癌は様々な原発・組織型を有する疾患群だが，一部の原発部位では，高いPD-L1の発現率が報告されている(表2)．一般的に，PD-L1の発現率は抗PD-1抗体の効果と正の相関が認められる[18][19]．主要な頭頸部癌の原発部位である口腔・下咽頭・喉頭癌では，PD-L1の発現率は60%を超えており，抗PD-1/PD-L1抗体が奏効しやすい可能性がある．また，標準治療のエビデンスに乏しい唾液腺癌の領域においても，比較的高いPD-L1発現があり，不良な予後との相関も示されている[20]．抗PD-1抗体であるペムブロリズマブの第Ⅰ相試験内で唾液腺癌における奏効率は12%と報告されており，他がん腫と比して遜色のない有効性であった[21]．さらに，上咽頭癌におけるPD-L1の発現率は95%と非常に高く，上咽頭癌に対するニボルマブの第Ⅱ相試験では奏効割合20.5%，一年生存割合59%と有望な結果が発表されている[22]．典型的な頭頸部扁平上皮癌のみならず，他部位・他組織型においても有効性が期待される点は，特に着目すべきである．なお，留意すべき点として，PD-L1はIFN-γで誘導される点，原発巣と転移巣間や同一組織内でも発現状況が異なるなど，流動的であることが挙げられる．したがって，PD-L1発現状況を評価の際には，組織採

取部位や採取時期を十分に考慮に入れる必要がある[23].

また，PD-L1 の評価方法として，従来は TPS (tumor proportion score)が用いられていたが，近年 CPS(combined positive score)の有用性が提唱されている．TPS は腫瘍細胞における PD-L1 陽性細胞の割合であり，CPS は腫瘍細胞のみでなく腫瘍周囲のリンパ球・マクロファージも含めた PD-L1 陽性細胞数を総腫瘍細胞数で除して 100 を乗じた値である．TPS と CPS のいずれが抗 PD-1/PD-L1 療法の効果と相関するかについて定まった見解は現時点ではないが，KEYNOTE-012 試験では TPS 陽性例奏効割合 18% vs. TPS 陰性例奏効割合 19%に対し，CPS 陽性例奏効割合 21% vs. CPS 陰性例奏効割合 6%と，CPS を基準にした場合に奏効例との相関が高くみられていた[24]．再発転移頭頸部扁平上皮癌に対する一次治療としてペムブロリズマブ・ペムブロリズマブ＋5FU＋プラチナ製剤・EXTREME regimen(セツキシマブ＋5FU＋プラチナ製剤)を比較した KEYNOTE-048 試験では CPS が用いられており，今後は CPS による PD-L1 評価が主体となっていく可能性がある[25].

一方，PD-L1 と同様に PD-1 のリガンドである PD-L2 と PD-L1 の発現状況には正の相関があり($R^2=0.3858$, $P<0.0001$)，ペムブロリズマブ治療症例において，PD-L1 と PD-L2 がともに陽性であった群は PD-L1 単独陽性群に比べて良好な治療効果(奏効割合，27.5% vs. 11.4%)が認められている[26].

3．HPV ウイルスの関与

HPV ウイルスは頭頸部癌の 25%で発現しており[27]，主に中咽頭癌で関与が多い．HPV 癌遺伝子に由来して，発がんにおいて重要な E6/E7 タンパク質は，腫瘍細胞に発現しており腫瘍免疫の標的となりうると考えられている．これを反映し，HPV 関連がんは非関連がんに比して TIL の腫瘍内浸潤が多いとされる[28]が，HPV の有無で抗 PD-1/PD-L1 療法の効果が異なるかどうか，現時点では一定の結論は得られていない．HPV 関連がんでより重要な役割を持つとみられる TGF-β シグナル伝達経路の調節異常と PD-L1 の両方を標的とした融合蛋白 M7824 や HPV を直接的に標的とした治療戦略として，HPV16 E6/E7 由来の長鎖ペプチドワクチンである ISA101 とニボルマブの併用療法などが抗 PD-1 療法単独に比較して良好な治療成績を示した点は興味深い．さらに HPV 関連頭頸部癌は HPV 関連がんを対象とした TILs 移入療法の対象でもあり，治療前後での HPV E6/E7 に対する免疫応答増強と腫瘍縮小が報告されている[29]．加えて抗 PD-1/PD-L1 抗体によって治療された頭頸部癌の解析では，ウイルス非関連がんでは TMB 高値と予後良好が有意に相関した一方，ウイルス関連がんでは TMB の高低にかかわらず治療効果が認められている[30]．すなわち，頭頸部癌における免疫療法において，ウイルス由来抗原が重量な役割を果たしている可能性が改めて示唆されている．

4．抗 PD-1/PD-L1 療法抵抗性となる要因と対策

既述のとおり，抗 PD-1 単独療法への抵抗性に関与する様々な機序が明らかになりつつあるが，頭頸部癌においてもその探索が進められている．Mandal らは，喫煙歴が長いほど腫瘍局所環境の T 細胞浸潤が少なく，腫瘍局所における有効な抗腫瘍免疫応答が得られにくい可能性を示している[28]．対して，喫煙を母地としない HPV 陽性中咽頭癌では，腫瘍へのリンパ球浸潤自体は多かったものの，そのうち Treg の割合が高いことや indoleamine 2,3-dioxygenase(IDO)などの PD-1/PD-L1 介在以外の免疫回避機構の存在などが示唆されている[28]．したがって，これらの症例では，腫瘍局所における Tregs の除去や IDO 阻害により抗腫瘍免疫応答の惹起が期待される．また，TILs としての CD8 陽性細胞の詳細な解析では，PD-1 に加えて他の免疫抑制分子である TIM-3 や LAG-3 が発現する場合に抗 PD-L1 単独療法への抵抗性が認められたことから，これら複数の免疫

抑制分子を標的とした複合的な介入(抗TIM-3抗体，抗LAG-3抗体)も検討される[31)32)]．この他，既述の抗CTLA-4抗体(イピリムマブ)と抗PD-1抗体(ニボルマブ)の併用療法は現在頭頸部癌でも検証されている(CheckMate 651，NCT02741570)．

このように，頭頸部癌は比較的高いTMBやPD-L1発現，抗腫瘍免疫応答的に標的となりうるウイルスの関与などにより高い免疫療法の効果が期待される一方，免疫療法に抵抗性となりうる要素も持ち合わせている．今後の治療開発において，対象集団の選択には詳細な考察を要し，こうした点を考慮して治療開発の動向に注目する必要がある．

免疫チェックポイント阻害薬以外の免疫に作用する治療

前述のとおり，免疫チェックポイント阻害薬は「腫瘍免疫に対するブレーキを阻害する」作用機序であるが，その他の機序で腫瘍免疫に作用する治療も数多く開発・研究されている．そうした治療の中で，頭頸部癌に関連するものを以下に示す．

1．抗体依存性細胞傷害(antibody-dependent cell-mediated cytotoxicity；ADCC)

ADCCとは，一部の抗体薬によって腫瘍免疫が賦活化される作用である．腫瘍細胞に結合した抗体薬のFc部位が，NK細胞などのFc受容体と結合することで，NK細胞による細胞傷害が誘導されることがその機序である．頭頸部癌に用いられる薬剤としては，セツキシマブがADCC活性を持つことが知られており，放射線との併用療法などでその効果が注目されている[33)34)]．

2．Adjuvant(免疫賦活剤)

Toll-like receptor 8(TLR8)に対するアゴニスト作用を有する免疫調節剤であるmotolimodをEXTREME regimen(セツキシマブ+5FU+プラチナ製剤)にon-offした試験(placebo control)では，対象全体でのmotolimodの追加効果(PFS：無増悪生存期間，OS：全生存期間の延長)は得られなかったものの，HPV陽性症例および接種部皮膚反応が認められた症例群ではOSの有意な延長が認められた[35)]．これらの所見は，頭頸部癌領域でもadjuvant(免疫賦活剤)の恩恵を享受する集団が存在する存在することを示しているといえる．

3．光免疫療法(photoimmunotherapy；PIT)

PITとは，近赤外光により化学反応が励起される物質と分子標的薬(頭頸部癌においてはセツキシマブ)の複合体を形成して投与し，その後に近赤外光を腫瘍部に照射することで，正常細胞を傷害せずに抗腫瘍効果を発揮するという新たな治療法である[36)]．複数のがん腫で基礎研究は行われているが，最も臨床的に開発が進んでいるのは頭頸部癌であり，現在第Ⅲ相試験が行われている(NCT03769506，試験名：LUZERA-301)．PITが免疫に作用する機序は，効率的に腫瘍特異抗原を放出させる細胞死である「免疫学的細胞死」を誘導する点である．現状の報告では，PITの抗腫瘍効果は光照射部位における直接効果が主体と考えられるが，免疫チェックポイント阻害薬などとの併用によってPITが引き起こす免疫学的細胞死が一層有効に作用する可能性があり，今後の開発が待たれる．

まとめ

生体内にはもともと抗腫瘍免疫が備わっているが，ここに着目した免疫チェックポイント阻害薬の開発により，がん薬物療法は新たなステージを迎えている．頭頸部癌は様々ながん腫の中で，比較的早く免疫チェックポイント阻害薬が承認された領域であり，今後もさらなる治療開発が見込まれる．

頭頸部癌で現在承認されているのは，抗PD-1抗体であるニボルマブおよびペムブロリズマブのみであるが，今後は他の作用機序による免疫療法の研究も進んでいくと考えられ，それらの理解のためにも腫瘍免疫の作用機序の理解は重要と考えられる．

文　献

1) Hanahan D, Weinberg RA：Hallmarks of cancer：the next generation. Cell, **144**(5)：646-674, 2011.

2) Vesely MD, Kershaw MH, Schreiber RD, et al：Natural innate and adaptive immunity to cancer. Annu Rev Immunol, **29**：235-271, 2011.

3) Chen DS, Mellman I：Oncology meets immunology：the cancer-immunity cycle. Immunity, **39**(1)：1-10, 2013.

Summary 抗腫瘍免疫は7つのステップから成り，各段階を促進する因子と抑制する因子が存在する．

4) Mellman I, Coukos G, Dranoff G：Cancer immunotherapy comes of age. Nature, **480**(7378)：480-489, 2011.

5) Iwai Y, Ishida M, Tanaka Y, et al：Involvement of PD-L1 on tumor cells in the escape from host immune system and tumor immunotherapy by PD-L1 blockade. Proc Natl Acad Sci U S A, **99**(19)：12293-12297, 2002.

Summary がん細胞に発現したPD-L1ががんの免疫逃避に関与している．

6) Teng MW, Ngiow SF, Ribas A, et al：Classifying Cancers Based on T-cell Infiltration and PD-L1. Cancer Res, **75**(11)：2139-2145, 2015.

Summary 腫瘍局所の免疫環境は，TILとPD-L1それぞれの有無により4パターンに分類される．

7) Fukumura D, Kloepper J, Amoozgar Z, et al：Enhancing cancer immunotherapy using antiangiogenics：opportunities and challenges. Nat Rev Clin Oncol, **15**(5)：325-340, 2018.

8) Kim CG, Jang M, Kim Y, et al：VEGF-A drives TOX-dependent T cell exhaustion in anti-PD-1-resistant microsatellite stable colorectal cancers. Sci Immunol,4, 2019.

9) Galdiero MR, Varricchi G, Marone G：The immune network in thyroid cancer. Oncoimmunology, **5**(6)：e1168556, 2016.

10) French JD, Bible K, Spitzweg C, et al：Leveraging the immune system to treat advanced thyroid cancers. Lancet Diabetes Endocrinol, **5**(6)：469-481, 2017.

11) Gunda V, Gigliotti B, Ashry T, et al：Anti-PD-1/PD-L1 therapy augments lenvatinib's efficacy by favorably altering the immune microenvironment of murine anaplastic thyroid cancer. Int J Cancer, **144**(9)：2266-2278, 2019.

12) Doi T, Muro K, Ishii H, et al：A Phase I Study of the Anti-CC Chemokine Receptor 4 Antibody, Mogamulizumab, in Combination with Nivolumab in Patients with Advanced or Metastatic Solid Tumors. Clin Cancer Res, **25**(22)：6614-6622, 2019.

13) Cohen RB, Lefebvre G, Posner MR, et al：Monalizumab in combination with cetuximab in patients (pts) with recurrent or metastatic (R/M) head and neck cancer (SCCHN) previously treated or not with PD-(L)1 inhibitors (IO)：1-year survival data. Annals of Oncology, 30：v460, 2019.

14) Lawrence MS, Stojanov P, Polak P, et al：Mutational heterogeneity in cancer and the search for new cancer-associated genes. Nature, **499**(7457)：214-218, 2013.

15) Hellmann MD, Ciuleanu TE, Pluzanski A, et al：Nivolumab plus Ipilimumab in Lung Cancer with a High Tumor Mutational Burden. N Engl J Med, **378**(22)：2093-2104, 2018.

16) Bonneville R, Krook MA, Kautto EA, et al：Landscape of Microsatellite Instability Across 39 Cancer Types. JCO Precis Oncol, **2017**：2017.

17) Marabelle A, Le DT, Ascierto PA, et al：Efficacy of Pembrolizumab in Patients With Noncolorectal High Microsatellite Instability/Mismatch Repair-Deficient Cancer：Results From the Phase II KEYNOTE-158 Study. J Clin Oncol **38**(1)：1-10, JCO.19.02105.

18) Ferris RL, Blumenschein G Jr, Fayette J, et al：Nivolumab for Recurrent Squamous-Cell Carcinoma of the Head and Neck. N Engl J Med, **375**(19)：1856-1867, 2016.

19) Cohen EEW, Soulieres D, Le Tourneau C, et al：Pembrolizumab versus methotrexate, docetaxel, or cetuximab for recurrent or metastatic head-and-neck squamous cell carcinoma(KEYNOTE-040)：a randomised, open-label, phase 3 study. Lancet(London, England), **393**(10167)：156-167, 2019.

20) Mukaigawa T, Hayashi R, Hashimoto K, et al：Programmed death ligand-1 expression is associated with poor disease free survival in

salivary gland carcinomas. J Surg Oncol, **114**(1) : 36-43, 2016.
21) Cohen RB, Delord JP, Doi T, et al : Pembrolizumab for the Treatment of Advanced Salivary Gland Carcinoma : Findings of the Phase 1b KEYNOTE-028 Study. Am J Clin Oncol, **41**(11) : 1083-1088, 2018.
22) Ma BBY, Lim WT, Goh BC, et al : Antitumor Activity of Nivolumab in Recurrent and Metastatic Nasopharyngeal Carcinoma : An International, Multicenter Study of the Mayo Clinic Phase 2 Consortium(NCI-9742). J Clin Oncol, **36**(14) : 1412-1418, 2018.
23) Rasmussen JH, Lelkaitis G, Hakansson K, et al : Intratumor heterogeneity of PD-L1 expression in head and neck squamous cell carcinoma. Br J Cancer, **120**(10) : 1003-1006, 2019.
24) Mehra R, Seiwert TY, Gupta S, et al : Efficacy and safety of pembrolizumab in recurrent/metastatic head and neck squamous cell carcinoma : pooled analyses after long-term follow-up in KEYNOTE-012. Br J Cancer, **119**(2) : 153-159, 2018.
25) Burtness B, Harrington KJ, Greil R, et al : Pembrolizumab alone or with chemotherapy versus cetuximab with chemotherapy for recurrent or metastatic squamous cell carcinoma of the head and neck(KEYNOTE-048) : a randomised, open-label, phase 3 study. Lancet (London, England), **394**(10212) : 1915-1928, 2019.
26) Yearley JH, Gibson C, Yu N, et al : PD-L2 Expression in Human Tumors : Relevance to Anti-PD-1 Therapy in Cancer. Clin Cancer Res, **23**(12) : 3158-3167, 2017.
27) Gillison ML, Koch WM, Capone RB, et al : Evidence for a causal association between human papillomavirus and a subset of head and neck cancers. J Natl Cancer Inst, **92**(9) : 709-720, 2000.
28) Mandal R, Senbabaoglu Y, Desrichard A, et al : The head and neck cancer immune landscape and its immunotherapeutic implications. JCI Insight, **1**(17) : e89829, 2016.
29) Krishna S, Ulrich P, Wilson E, et al : Human Papilloma Virus Specific Immunogenicity and Dysfunction of CD8(+)T Cells in Head and Neck Cancer. Cancer Res, **78**(21) : 6159-6170, 2018.
30) Hanna GJ, Lizotte P, Cavanaugh M, et al : Frameshift events predict anti-PD-1/L1 response in head and neck cancer. JCI Insight, **3**(4) : 2018.
31) Shayan G, Srivastava R, Li J, et al : Adaptive resistance to anti-PD1 therapy by Tim-3 upregulation is mediated by the PI3K-Akt pathway in head and neck cancer. Oncoimmunology, **6**(1) : e1261779, 2017.
32) Miller BC, Sen DR, Al Abosy R, et al : Subsets of exhausted CD8(+) T cells differentially mediate tumor control and respond to checkpoint blockade. Nat Immunol, **20**(3) : 326-336, 2019.
33) Lattanzio L, Denaro N, Vivenza D, et al : Elevated basal antibody-dependent cell-mediated cytotoxicity(ADCC) and high epidermal growth factor receptor(EGFR)expression predict favourable outcome in patients with locally advanced head and neck cancer treated with cetuximab and radiotherapy. Cancer Immunol Immunother, **66**(5) : 573-579, 2017.
34) Friedman J, Padget M, Lee J, et al : Direct and antibody-dependent cell-mediated cytotoxicity of head and neck squamous cell carcinoma cells by high-affinity natural killer cells. Oral Oncology, **90** : 38-44, 2019.
35) Ferris RL, Saba NF, Gitlitz BJ, et al : Effect of Adding Motolimod to Standard Combination Chemotherapy and Cetuximab Treatment of Patients With Squamous Cell Carcinoma of the Head and Neck : The Active8 Randomized Clinical Trial. JAMA Oncol, **4**(11) : 1583-1588, 2018.
36) Gillenwater AM, Cognetti D, Johnson JM, et al : RM-1929 photo-immunotherapy in patients with recurrent head and neck cancer : Results of a multicenter phase 2a open-label clinical trial. J Clin Oncol, **36**(15_suppl) : 6039, 2018.
37) Fessas P, Lee H, Ikemizu S, et al : A molecular and preclinical comparison of the PD-1-targeted T-cell checkpoint inhibitors nivolumab and pembrolizumab. Semin Oncol, **44**(2) : 136-

140, 2017.
38) Akinleye A, Rasool Z : Immune checkpoint inhibitors of PD-L1 as cancer therapeutics. J Hematol Oncol, **12**(1) : 92, 2019.
39) He M, Chai Y, Qi J, et al : Remarkably similar CTLA-4 binding properties of therapeutic ipilimumab and tremelimumab antibodies. Oncotarget, **8**(40) : 67129-67139, 2017.
40) Strome SE, Dong H, Tamura H, et al : B7-H1 blockade augments adoptive T-cell immunotherapy for squamous cell carcinoma. Cancer Res, **63**(19) : 6501-6505, 2003.
41) Lin YM, Sung WW, Hsieh MJ, et al : High PD-L1 Expression Correlates with Metastasis and Poor Prognosis in Oral Squamous Cell Carcinoma. PLoS One, **10**(11) : e0142656, 2015.
42) Kim HS, Lee JY, Lim SH, et al : Association Between PD-L1 and HPV Status and the Prognostic Value of PD-L1 in Oropharyngeal Squamous Cell Carcinoma. Cancer Res Treat, **48**(2) : 527-536, 2016.
43) Zhang J, Fang W, Qin T, et al : Co-expression of PD-1 and PD-L1 predicts poor outcome in nasopharyngeal carcinoma. Med Oncol, **32**(3) : 86, 2015.
44) Riobello C, Vivanco B, Reda S, et al : Programmed death ligand-1 expression as immunotherapeutic target in sinonasal cancer. Head Neck, **40**(4) : 818-827, 2018.
45) Ribas A : Tumor immunotherapy directed at PD-1. N Engl J Med, **366**(26) : 2517-2519, 2012.

MB ENT, 246：19-24, 2020

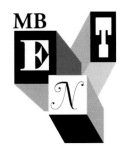

◆特集・頭頸部癌免疫療法の最前線

頭頸部癌の免疫療法の臨床

藤澤孝夫*1　岡野　晋*2

Abstract　頭頸部癌に対してニボルマブが本邦でも承認されて以降，頭頸部癌の薬物療法は大きく変化している．本稿では免疫チェックポイント阻害薬，特にニボルマブ・ペムブロリズマブについて，これまで報告されてきた臨床試験について述べる．まず，先行して開発されているプラチナ抵抗性転移再発頭頸部扁平上皮癌における臨床試験について，ニボルマブが従来治療に比較して生存改善を示したCheckMate-141試験の他，ペムブロリズマブに関する臨床試験(KEYNOTE-012試験，KEYNOTE-055試験，KEYNOTE-040試験)についても述べる．次に，一次治療においてペムブロリズマブ単剤療法・ペムブロリズマブ＋殺細胞薬併用療法が標準治療と比較して生存改善を示したKEYNOTE-048試験について詳述する．最後に，上咽頭癌や非扁平上皮癌など，上述の臨床試験の対象となっていないがん腫に関しても言及する．

Key words　免疫チェックポイント阻害薬(immune checkpoint inhibitor；ICI)，ニボルマブ(nivolumab)，ペムブロリズマブ(pembrolizumab)，CheckMate-141試験(CheckMate-141)，KEYNOTE-048試験(KEYNOTE-048)

はじめに

2017年3月にニボルマブがプラチナ抵抗性再発転移頭頸部癌に対して保険収載されて以来，頭頸部癌の薬物療法体系は大きく変化している．ニボルマブをはじめとした免疫チェックポイント阻害薬(immune checkpoint inhibitor；ICI)は既存の殺細胞薬より重篤な毒性が少なく長期奏効(durable response)がみられるなど，その有効性は日常臨床において実感されるところであるが，一方で免疫関連有害事象(immune related adverse events；irAE)の管理の困難さもあり，使用にあたり既存のデータを熟知することが必要となる．本稿では，頭頸部癌領域においてICIに関するこれまで報告されてきた臨床試験について，最も重要性の高い抗PD-1(programmed cell death 1)抗体であるニボルマブ・ペムブロリズマブに関するものを述べる(表1)．

頭頸部癌におけるICIの承認状況

現在，本邦で頭頸部癌に対して用いられるICIはニボルマブのみであり，CheckMate-141試験(後述)の結果をもとにプラチナ系抗がん剤投与後6ヶ月以内に増悪した(プラチナ抵抗性)頭頸部癌に対して承認されている．一方，頭頸部癌におけるICIの開発はプラチナ抵抗性のセッティングで先行していたが，2019年のアメリカ臨床腫瘍学会(American Society of Clinical Oncology；ASCO)で発表されたKEYNOTE-048試験ではペムブロリズマブ単剤療法または併用療法が未治療再発転移頭頸部扁平上皮癌(recurrent or metastatic squamous cell carcinoma of the head and neck；R/M-SCCHN)において標準治療への優越性を示しており(後述)，米国では一次治療のセッティングでもペムブロリズマブが承認された．今後，本邦でもペムブロリズマブが承認される見込みである．

*1 Fujisawa Takao，〒277-8577 千葉県柏市柏の葉6-5-1　国立がん研究センター東病院頭頸部内科
*2 Okano Susumu，同，医長

表 1. R/M-SCCHN に対するニボルマブ・ペムブロリズマブの臨床試験

	対象	相	N	治療	ORR (%)	PFS (ヶ月)	OS (ヶ月)	Ref
CheckMate-141	プラチナ抵抗性 R/M-SCCHN	Ⅲ	361	Nivo IC	13.3 5.8	2.0 2.3	7.5 5.1	1)
KEYNOTE-012	PD-L1 陽性 R/M-SCCHN	Ⅰb	60	Pembro	18	2	13	4)
KEYNOTE-012 (拡大コホート)	R/M-SCCHN	Ⅰb	132	Pembro	18	2	13	5)
KEYNOTE-055	プラチナ・Cmab 抵抗性 R/M-SCCHN	Ⅱ	171	Pembro	16	2.1	8	6)
KEYNOTE-040	プラチナ抵抗性 R/M-SCCHN	Ⅲ	247	Pembro SOC	14.6 10.1	2.1 2.3	8.4 6.9	7)
KEYNOTE-048	未治療 R/M-SCCHN	Ⅲ	882	Pembro PF＋Pembro PF＋Cmab	17 36 36 (*)	【Pembro vs PF＋Cmab】 (CPS≧20%)3.4 vs 5.0 (CPS≧1%)3.2 vs 5.0 (全体)2.3 vs 5.2 【PF＋Pembro vs PF＋Cmab】 (全体)4.9 vs 5.1	【Pembro vs PF＋Cmab】 (CPS≧20%)14.9 vs 10.7 (CPS≧1%)12.3 vs 10.3 (全体)11.6vs 10.7 【PF＋Pembro vs PF＋Cmab】 (全体)13.0 vs 10.7	8)

ORR：奏効率，PFS：無増悪生存期間，OS：全生存期間，R/M-SCCHN：再発転移頭頸部扁平上皮癌，Cmab：セツキシマブ，Nivo：ニボルマブ，IC：担当医選択治療(メトトレキセート・ドセタキセル・Cmab)，Pembro：ペムブロリズマブ，SOC：標準治療(メトトレキセート・ドセタキセル・Cmab)，PF＋Pembro：プラチナ＋5-FU＋ペムブロリズマブ併用療法，PF＋Cmab：プラチナ＋5-FU＋Cmab 併用療法，(*)全体集団での奏効率

プラチナ抵抗性 R/M-SCCHN に対する ICI の臨床試験

1．ニボルマブに関する臨床試験

1）CheckMate-141 試験

CheckMate-141 試験はプラチナ抵抗性 R/M-SCCHN に対してニボルマブと担当医選択化学療法(investigator's choice(IC)：ドセタキセル(DTX)・セツキシマブ(Cmab)・メトトレキセート(MTX)のいずれか)を比較した国際共同多施設第Ⅲ相試験であり，ニボルマブ群 240 例・IC 群 121 例の計 361 例が登録された[1]．本試験では，無増悪生存期間(progression free survival；PFS)ではニボルマブ群と IC 群で有意差は認められなかったものの，奏効率(overall response rate；ORR)(13.3% vs 5.8%)ならびに主要評価項目である全生存期間(overall survival；OS)においてニボルマブ群は IC 群に対して優越性を示した(7.5 ヶ月 vs 5.1 ヶ月)．この結果をもって，ニボルマブはプラチナ抵抗性 R/M-SCCHN に対して本邦で承認されている．なお，有害事象についても Grade 3 以上の有害事象がニボルマブ群で少ない傾向にあった(13.1% vs 35.1%)．

2）CheckMate-141 試験のサブ解析

CheckMate-141 試験は様々なサブ解析が発表されており，これらサブ解析の結果について，実臨床における意義を考察しつつ述べる(表 2)．

(1) バイオマーカーについての検討：PD-L1，HPV

本試験におけるバイオマーカーとして，PD-L1 と HPV(human papilloma virus)が検討されている[1]．PD-L1 発現は ICI 効果の予測マーカーとして様々ながん腫で検討されている．また，HPV を含むウイルス関連がんは高い免疫原性を有し免疫細胞浸潤が多いとされる．本試験においても腫瘍 PD-L1 発現(cutoff：1%)陽性群や p16 陽性群で OS 改善が大きい傾向にあったが，PD-L1 陰性や p16 陰性の場合にもニボルマブ群で OS が良好な傾向にあり，現時点では PD-L1 発現・HPV 感染の有無にかかわらずニボルマブの使用が推奨される．

(2) 前治療歴についての検討

本試験における前治療歴の影響を検討したサブ解析として，Cmab 前治療歴の有無による検討が

表 2. CheckMate-141 試験のサブ解析

	N	ORR(%) (Nivo 群 vs IC 群)	PFS(ヶ月) (Nivo 群 vs IC 群)	OS(ヶ月) (Nivo 群 vs IC 群)	Ref
全体	361	13.3 vs 5.8	2.0 vs 2.3	7.5 vs 5.1(HR=0.80)	1)
PD-L1	PD-L1≧1%：149 PD-L1<1%：111	17.0 vs 1.6 12.3 vs 10.5	—	8.7 vs 4.6(HR=0.55) 5.7 vs 5.8(HR=0.89)	1)
HPV	HPV(+)：92 HPV(−)：86	15.9 vs 3.4 8.0 vs 11.1	—	9.1 vs 4.4(HR=0.56) 7.5 vs 5.8(HR=0.73)	1)
Cmab 前治療歴	前投与歴あり：221 前投与歴なし：140	10.9 vs 6.8 17.2 vs 4.3	—	7.1 vs 5.1(HR=0.84) 8.2 vs 4.9(HR=0.52)	2)
アジア人コホート	34	26.1 vs 0	1.9 vs 1.8	9.5 vs 6.2(HR=0.50)	3)

ORR：奏効率，PFS：無増悪生存期間，OS：全生存期間，HPV：ヒトパピローマウイルス，Cmab：セツキシマブ，Nivo：ニボルマブ，IC：担当医選択治療(メトトレキセート・ドセタキセル・Cmab)，HR：ハザード比

ある[2)]．Cmab は抗体依存性細胞傷害作用(antibody-dependent cellular cytotoxicity；ADCC)の誘導や樹状細胞の成熟促進などの免疫促進作用を有する一方で，制御性 T 細胞(regulatory T cell；Treg)や MDSC(myeloid derived suppressor cell)の増殖促進や慢性的抗原提示による T 細胞疲弊の誘導などの免疫抑制作用も報告されており，本試験においても Cmab 前治療歴の有無を比較したサブ解析が行われ，Cmab 前治療歴を有さない群でより OS 改善効果が大きい傾向にあった．この結果からは，Cmab 投与に先行して ICIs を早期ラインで用いることの意義が示唆されるが，後述の KEYNOTE-048 試験においても一次治療での ICIs 投与の意義が証明されている．

(3) アジア人コホートにおける解析

本試験にアジアから参加した 34 例についてのサブ解析が2017年に報告されている[3)]．ORR はニボルマブ群 26.1%・IC 群 0%であり，また OS 中央値もニボルマブ群 9.5 ヶ月・IC 群 6.2 ヶ月と全体コホート同様アジア人コホートにおいてもニボルマブ群で ORR，OS とも良好な傾向にあった．アジア人コホートの特徴として，全体コホートと比較してニボルマブ群の OS が良好な傾向にあったほか，Grade 1〜2 の皮膚障害の頻度がやや高い傾向にあり(全体 15.7% vs アジア人コホート 43.5%)，他がん腫の試験でも同様の傾向が認められることからは人種による影響が示唆されている．

2．ペムブロリズマブに関する臨床試験

1）KEYNOTE-012 試験

(1) PD-L1 陽性 R/M-SCCHN コホート

KEYNOTE-012 試験は様々な固形腫瘍を含む複数コホートにおいてペムブロリズマブの安全性・有効性を評価する多施設第 I b 試験[4)]である．本試験の PD-L1 陽性 R/M-SCCHN コホート 60 例において，ペムブロリズマブは ORR 18%と良好な抗腫瘍効果を示し，Grade 3 以上の有害事象発現が 17%と忍容性も良好であった．バイオマーカー解析としてインターフェロンγ(interferon-γ；IFNγ)関連遺伝子(*STAT1*，*HLADRA*，*IFNG*，*IDO1*，*CXCL9*，*CXCL10*)発現について検討されており，IFNγ 関連遺伝子発現が奏効群で有意に高値であることが報告されている．

(2) バイオマーカー非選択コホート

KEYNOTE-012 試験の R/M-SCCHN コホートにおいて，PD-L1 発現によらず組み入れる拡大コホート(バイオマーカー非選択コホート)が実施されている[5)]．本コホートの R/M-SCCHN　132 例において，ペムブロリズマブは ORR 18%と良好な抗腫瘍効果を示し，Grade 3以上の有害事象9%と忍容性も良好であった．

2）KEYNOTE-055 試験

KEYNOTE-055 試験はプラチナ抵抗性・Cmab 抵抗性 R/M-SCCHN に対してペムブロリズマブの効果を評価した第 II 相試験であり，171 例が登録された[6)]．本試験において，ペムブロリズマブは ORR 16%，PFS 中央値 2.1 ヶ月，OS 中央値と

表 3. 上咽頭癌・非扁平上皮癌に対するニボルマブ・ペムブロリズマブの臨床試験

	対象	相	N	治療	ORR (%)	PFS (ヶ月)	OS (ヶ月)	Ref
NCI-9742	転移再発上咽頭癌	Ⅱ	44	Nivo	20.5	2.8	17.1	9)
KEYNOTE-028 上咽頭癌コホート	PD-L1 陽性 転移再発上咽頭癌	Ⅰb	27	Pembro	25.9	6.5	16.5	10)
KEYNOTE-028 唾液腺癌コホート	PD-L1 陽性 転移再発唾液腺癌	Ⅰb	26	Pembro	12	4	13	11)
KEYNOTE-028 甲状腺癌コホート	PD-L1 陽性 転移再発甲状腺分化癌 (乳頭癌・濾胞癌)	Ⅰb	22	Pembro	9	7	NR	12)

ORR：奏効率，PFS：無増悪生存期間，OS：全生存期間，Nivo：ニボルマブ，Pembro：ペムブロリズマブ，NR：未到達

良好な抗腫瘍効果を示したほか，Grade 3 以上の有害事象も 16%と忍容性も良好であった．

3）KEYNOTE-040 試験

KEYNOTE-040 試験はプラチナ抵抗性 R/M-SCCHN に対してペムブロリズマブと標準治療(standard of care(SOC)：DTX・Cmab・MTX のいずれか)を比較した国際共同多施設第Ⅲ相試験である[7]．本試験において，ペムブロリズマブ群は SOC 群と比較して主要評価項目である OS を延長した(8.4 ヶ月 vs 6.9 ヶ月)．なお，本試験で SOC 群が CheckMate-141 試験の IC 群より予後良好な傾向にあったが，その理由として SOC 群の DTX 投与レジメンの違い(CheckMate-141 試験は 30〜40 mg/m^2 weekly であったが，KEYNOTE-040 試験ではより有効性が高いとされる 75 mg/m^2 triweekly を採用していた)や SOC 群の 13%で後治療に ICIs が使用されていたことなどが考えられている．

未治療 R/M-SCCHN に対する一次治療としての ICIs の臨床試験

1．KEYNOTE-048 試験

KEYNOTE-048 試験は前述のとおり，未治療 R/M-SCCHN に対する一次治療としてペムブロリズマブ単剤・PF＋ペムブロリズマブ・PF＋Cmab の 3 アームを比較した国際共同多施設第Ⅲ試験である[8]．本試験ではペムブロリズマブ単剤群 301 例，PF＋ペムブロリズマブ群 281 例，PF＋Cmab 群 300 例の計 882 例が登録された．なお，解析にあたり，PD-L1 CPS(combined positive score：PD-L1 陽性の腫瘍細胞と免疫細胞の総数を全腫瘍細胞数で除したもの)による層別化が行われ，CPS≧20%，CPS≧1%，全体集団でそれぞれ解析するデザインであった．本試験において PF＋ペムブロリズマブ併用療法は全体集団において PF＋Cmab 群と比較して主要評価項目である OS を延長した(13.0 ヶ月 vs 10.7 ヶ月)．また，ペムブロリズマブ単剤療法群は CPS≧20%の集団および CPS≧1%の集団において PF＋Cmab 群に対する OS の優越性を示した(CPS≧20%：14.9 ヶ月 vs 10.7 ヶ月，CPS≧1%：12.3 ヶ月 vs 10.3 ヶ月)．これら結果をもって，米国 FDA は R/M-SCCHN における一次治療として PF＋ペムブロリズマブ併用療法を承認したほか，ペムブロリズマブ単剤療法を CPS 1%以上の場合に限り承認した．今後，本邦においても R/M-SCCHN に対する一次治療としてペムブロリズマブの承認が期待される．

その他の原発部位・組織型に対する ICI の臨床試験(表 3)

1．上咽頭癌

上咽頭癌は EBV(Epstein-Barr virus)と関連しリンパ球浸潤や PD-L1 発現が亢進していることが知られており，ICI の開発が進められている．再発転移上咽頭癌を対象とした第Ⅱ相試験(NCI-9742 試験)においてニボルマブは ORR 20.5%と良好な成績を示している[9]．また，ペムブロリズマブは PD-L1 陽性固形腫瘍を対象とした第Ⅰb 試験(KEYNOTE-028 試験)の上咽頭癌コホート 14

例においてORR 25.9%と良好な抗腫瘍効果を示している[10].

2．唾液腺癌に対するICIsの臨床試験

唾液腺癌においてもICIの開発が進められている．前述のKEYNOTE-028試験の唾液腺癌コホート26例において，ペムブロリズマブはORR 12%と良好な抗腫瘍効果を示している[11].

3．甲状腺癌に対するICIsの臨床試験

甲状腺癌においても，ICIが検討されている．前述のKEYNOTE-028試験の甲状腺分化癌コホート22例(乳頭癌15例，濾胞癌7例)において，ペムブロリズマブはORR 9.1%，6ヶ月PFS 58%であり，良好な奏効は得られなかった[12].

おわりに

頭頸部癌における抗PD-1抗体に関するこれまで報告された臨床試験について述べた．実臨床での使用にあたり参考となれば幸いである．

引用文献

1) Ferris RL, Blumenschein G Jr, Fayette J, et al：Nivolumab for Recurrent Squamous-Cell Carcinoma of the Head and Neck. N Engl J Med, **375**：1856-1867, 2016.

Summary プラチナ抵抗性再発転移頭頸部扁平上皮癌に対してニボルマブと担当医選択治療(MTX，DTX，Cmab)を比較した国際共同多施設第Ⅲ相試験において，ニボルマブはOSの改善を示した．

2) Ferris RL, Licitra L, Fayette J, et al：Nivolumab in Patients with Recurrent or Metastatic Squamous Cell Carcinoma of the Head and Neck：Efficacy and Safety in CheckMate 141 by Prior Cetuximab Use. Clin Cancer Res, **25**：5221-5230, 2019.

3) Kiyota N, Hasegawa Y, Takahashi S, et al：A randomized, open-label, PhaseⅢ clinical trial of nivolumab vs. therapy of investigator's choice in recurrent squamous cell carcinoma of the head and neck：A subanalysis of Asian patients versus the global population in checkmate 141. Oral Oncol, **73**：138-146, 2017.

4) Seiwert TY, Burtness B, Mehra R, et al：Safety and clinical activity of pembrolizumab for treatment of recurrent or metastatic squamous cell carcinoma of the head and neck (KEYNOTE-012)：an open-label, multicentre, phase 1b trial. Lancet Oncol, **17**：956-965, 2016.

5) Chow LQM, Haddad R, Gupta S, et al：Antitumor Activity of Pembrolizumab in Biomarker-Unselected Patients with Recurrent and/or Metastatic Head and Neck Squamous Cell Carcinoma：Results From the Phase Ib KEYNOTE-012 Expansion Cohort. J Clin Oncol, **34**：3838-3845, 2016.

6) Bauml J, Seiwert TY, Pfister DG, et al：Pembrolizumab for Platinum- and Cetuximab-Refractory Head and Neck Cancer：Results from a Single-Arm, PhaseⅡ Study. J Clin Oncol, **35**：1542-1549, 2017.

7) Cohen EEW, Soulieres D, Le Tourneau C, et al：Pembrolizumab versus methotrexate, docetaxel, or cetuximab for recurrent or metastatic head-and-neck squamous cell carcinoma (KEYNOTE-040)：a randomised, open-label, phase 3 study. Lancet, **393**：156-167, 2019.

Summary プラチナ抵抗性再発転移頭頸部扁平上皮癌に対してペムブロリズマブと標準治療(MTX，DTX，Cmab)を比較した国際共同多施設第Ⅲ相試験において，ペムブロリズマブは臨床的に有意なOSの改善を示した．

8) Burtness B, Harrington KJ, Greil R, et al：Pembrolizumab alone or with chemotherapy versus cetuximab with chemotherapy for recurrent or metastatic squamous cell carcinoma of the head and neck (KEYNOTE-048)：a randomised, open-label, phase 3 study. Lancet, **394**：1915-1928, 2019.

Summary 再発転移頭頸部扁平上皮癌に対する一次治療としてペムブロリズマブ単剤，PF＋ペムブロリズマブ併用療法と標準治療(PF＋Cmab)を比較した国際共同多施設第Ⅲ相試験において，ペムブロリズマブ単剤はPD-L1陽性(CPS≧20%，CPS≧1%)の集団で標準治療と比較してOSを改善し，PF＋ペムブロリズマブ併用療法はPD-L1発現にかかわらない全体集団において標準治療と比較してOSの改善を示した．

9) Ma BBY, Lim WT, Coh BC, et al : Antitumor Activity of Nivolumab in Recurrent and Metastatic Nasopharyngeal Carcinoma : An International, Multicenter Study of the May Clinic Phase 2 Consortium (NCI-9742). J Clin Oncol, **36** : 1412-1418, 2018.
10) Hsu C, Lee SH, Djadi S, et al : Safety and Antitumor Activity of Pembrolizumab in Patients with Programmed Death-Ligand 1-Positive Nasopharyngeal Carcinoma : Results of the KEYNOTE-028 Study. J Clin Oncol, **35** : 4050-4056, 2017.
11) Cohen RB, Delord JP, Doi T, et al : Pembrolizumab for the Treatment of Advanced Salivary Gland Carcinoma : Findings of the Phase 1b KEYNOTE-028 Study. Am J Clin Oncol, **41** : 1083-1088, 2018.
12) Mehnert JM, Varga A, Brose MS, et al : Safety and antitumor activity of the anti-PD-1 antibody pembrolizumab in patients with advanced, PD-L1-positive papillary or follicular thyroid cancer. BMC Cancer, **19** : 196, 2019.

MB ENT, 246：25-33, 2020

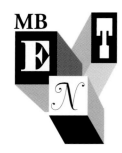

◆特集・頭頸部癌免疫療法の最前線

頭頸部癌の免疫療法の有害事象とその対策

西川大輔[*1]　花井信広[*2]

Abstract　近年，プラチナ抵抗性再発・転移頭頸部癌治療において，ニボルマブなどの抗PD-1抗体が広く使用されるようになった．これら，免疫チェックポイント阻害薬(immune checkpoint inhibitor；ICI)は，抗腫瘍効果を発揮するとともに，過剰な自己免疫反応による副作用である免疫関連有害事象(immune-related adverse events；irAE)を引き起こす．irAEはこれまでの殺細胞性抗がん剤や他の分子標的薬にみられた有害事象とは対応法も全く異なる．また，稀な頻度ではあるが，対応の遅れにより重篤化し患者の生命予後，生活の質に大きな影響を与える可能性があるため，早期発見，早期治療が重要である．そのためには，医師個人だけでなく，施設として，時に施設外とも連携しirAEに取り組む体制を整える必要がある．irAE対策マニュアル作成，irAE情報の共有，他診療科との連携，多職種連携を行っていくことが重要と考える．

Key words　免疫関連有害事象(immune-related adverse event)，頭頸部癌(head and neck cancer)，ニボルマブ(nivolumab)，抗PD-1抗体(anti-programmed cell death 1 antibody)，ステロイド(steroid)

はじめに

現在，がん治療における免疫療法は，抗cytotoxic T-lymphocyte antigen 4(CTLA-4)抗体と抗programmed cell death 1(PD-1)抗体の投与が中心となっている．これらは，免疫チェックポイント阻害薬(immune checkpoint inhibitor；ICI)と呼ばれ，抗がん免疫の抑制を解除し，抗腫瘍効果を発揮するとともに，過剰な自己免疫反応による副作用である免疫関連有害事象(immune-related adverse events；irAE)を引き起こすことが知られている．irAEは免疫療法を行っている以上，避けては通れない有害事象であり，これまでの殺細胞性抗がん剤や他の分子標的薬にみられた有害事象とは対応法も異なることから，新たに知識を習得し対応していく必要がある．また，稀な頻度ではあるが，重篤化し患者の生命予後，生活の質に大きな影響を与える可能性があるため，可能な限り早期発見，早期治療を行い，重症化を防ぐ必要がある．そのためには，ルーチンで行う検査の設定，患者教育，常にirAEを疑ってかかる姿勢が重要である．また，発生する部位は非常に多岐にわたることから，自身の知識のみでは十分な対応が困難であることも少なくない．検出時に速やかに自施設内外の適切な専門科と連携し治療していくことが必要となってくる．本稿では実際の有害事象を含めた有害事象の種類と診断，対策について述べる．

irAE総論

1．機　序

irAEの発症している皮膚，腸管の免疫染色においてCD4およびCD8陽性T細胞の高度な浸潤を認めている[1]．また，抗tumor necrosis factor

[*1] Nishikawa Daisuke，〒464-8681 愛知県名古屋市千種区鹿子殿1-1　愛知県がんセンター病院頭頸部外科，医長
[*2] Hanai Nobuhiro，同，部長

(TNF)-α抗体によって速やかに改善する場合もあることから，活性化されたT細胞からのサイトカインの放出もかかわっているとされる[2]．

2．発生部位，頻度

全身のあらゆる部位に発生しうる．ICI投与を行ったメラノーマの複数の臨床試験のレビューにおいて，発生頻度が高いのは，皮膚，腸管，内分泌，肝臓であった[3]．頻度は低いが，肺，腎，神経筋への発症は重篤となるため注意が必要である．発生頻度は，消化管，肝，内分泌において抗PD-1抗体より抗CTLA-4抗体での発生頻度が高く，両者を併用するとさらに頻度が高くなっていた．

3．発生時期

irAEはいつでも発生しうる．投与早期から数ヶ月後，稀ではあるが投与終了後でさえも発生することがある．当院においてもニボルマブ投与終了後4ヶ月で発症したI型糖尿病症例を経験している．ICIの種類によってもirAEの発症頻度や発症時期は異なる[4]．また，現在，頭頸部癌に対して使用可能なニボルマブ単剤のデータでは，皮疹は1～2ヶ月以内(中央値5週)，下痢／大腸炎を含めた腸管系の有害事象は1～2ヶ月前後(中央値7.3週)以降に，2～3ヶ月前後から内分泌障害(中央値10.4週)，肝障害(中央値7.7週)，肺障害(中央値8.9週)が増えてくる．そして，その改善するまでの期間は，下痢／大腸炎が1～2週前後と最も短く，その他の有害事象は数週間を要することが多い．例外として，内分泌系の有害事象は改善することは稀であり，障害に応じたホルモンの補充を要することが多い．

4．共通する対応

各irAEによって対応は異なるが，ある程度共通する部分がある．共通部分を基本としてある程度押さえたうえで，それぞれのirAE毎に対応を行っていくのがスムーズと考える．ASCO(American Society of Clinical Oncology)のガイドライン[5]ではgeneral recommendationsが示されており，概要を以下に示す．以降のirAEのGradeはCommon Terminology Criteria for Adverse Events(CTCAE)v5.0に従う．

- 患者と家族に対して，免疫療法，発生しうるirAEについて説明する必要がある．
- 新規の症状が発生した場合，強くirAEを疑うべきである．
- Grade 1のirAEは慎重にモニタリングし投与継続する(神経，血液，心毒性を除く)．
- Grade 2の多くは治療休止し，Grade 1に戻った場合に再開を検討する．

副腎皮質ステロイド(0.5～1 mg/kg/日のプレドニゾンまたは同等の初期用量)の投与を検討する．

- Grade 3は治療休止し，高用量副腎皮質ステロイド(プレドニゾン1～2 mg/kg/日またはメチルプレドニゾロン静注1～2 mg/kg/日)を開始する．ステロイドは，少なくとも4～6週間かけて漸減する．48～72時間の高用量ステロイドで症状が改善しない場合はインフリキシマブの投与を考慮する．
- Grade 1以下に改善した場合，ICIを再投与する場合がある．しかし，特に早期発症irAEの患者では，注意が必要である．用量調整は推奨されない．
- Grade 4は，投与を永久的に中止する．しかし，ホルモン補充でコントロールできる内分泌障害は例外である．

5．irAE治療薬

irAEは自己免疫反応様の炎症が生じている状態であり，その治療には免疫抑制作用のある薬剤を用いる．治療の中心となるのは副腎皮質ステロイドであり，治療抵抗性の場合に抗TNF-α抗体であるインフリキシマブを使用する．

1）副腎皮質ステロイド

初回投与時には，プレドニゾロン換算で30 mg/日以上の中等量以上の投与を行うことが多く，鉱質コルチコイド作用が強いステロイド製剤では，ナトリウム保持やカリウム排泄などにより電解質異常が生じる可能性がある．そのため，鉱

表 1. 主な合成ステロイドの特徴

ステロイドホルモン	血漿消失半減期（時間）	グルココルチコイド作用*	ミネラルコルチコイド作用*	1錠中の量（mg）
ヒドロコルチゾン（コルチゾール）	1.2	1	1	10
コルチゾン	1.2	0.7	0.7	25
プレドニゾロン	2.5	4	0.8	1 or 5
メチルプレドニゾロン	2.8	5	≒0	2 or 4
トリアムシノロン	—	5	≒0	4
パラメタゾン	—	10	≒0	2
デキサメタゾン	3.5	25	≒0	0.5
ベタメタゾン	3.3	25	≒0	0.5

*ヒドロコルチゾンを1としたときの力価

（文献6より引用）

質コルチコイド作用が比較的弱いプレドニゾロンや，わずかであるメチルプレドニゾロンを使用することが多い．ヒドロコルチゾンは内因性ステロイドであり，副腎不全などにおける補充療法などで，より生理的な作用を求める場合に使用される．ステロイド間で種類を切り替える際には表1[6]を参考に糖質コルチコイド作用を換算して用量調整を行う．静注から内服に切り替える場合には10％程度の増量を検討する必要があるとされている[7]．また，数週間以上の長期投与を行うことが多いため，感染症の増悪，糖尿病，消化性潰瘍，離脱時の副腎不全などのステロイド離脱症候群に注意する必要がある．対策としては，バクタ予防内服，プロトンポンプ阻害薬内服，血糖測定などとなる．また，B型肝炎の再活性化はirAEへのステロイド投与のみでなく，顔面神経麻痺や突発性難聴へのステロイド投与，化学療法などでも問題になるため，「免疫抑制・化学療法により発症するB型肝炎対策ガイドライン」[8]を参考に対策を行う．

2）インフリキシマブ

抗TNF-α抗体であり，ステロイド抵抗性のirAEに対して使用される．ステロイド投与にもかかわらず，症状が48～72時間持続した場合や改善後に再燃した場合はインフリキシマブ5 mg/kg点滴静注を考慮する[9][10]．主に下痢／大腸炎に対して用いられることが多い．ステロイド不応の免疫関連大腸炎に関する報告では，大部分の患者においてインフリキシマブ単回投与で症状が改善したとしている．症状が持続する場合には2週間後にインフリキシマブ再投与を考慮する[11]．ただし，irAEに対するインフリキシマブの使用は保険適用外であり，注意を要する．しかし，救命のために使用が必要と考えれば，各有害事象の専門家と協議し使用を考慮する．インフリキシマブの主な副作用は肝障害，感染症，間質性肺炎，血液障害，横紋筋融解症などである．

表 2. 当院でニボルマブ治療を行った頭頸部癌患者におけるirAEの頻度

事　象	(n=107)	
	全 Grade	Grade 3～4
間質性肺疾患	5(4.7%)	0
肝機能障害，肝炎	2(1.9%)	2(1.9%)
甲状腺機能障害	11(10.3%)	0
副腎障害	2(1.9%)	1(0.9%)
大腸炎，下痢	3(2.8%)	2(1.9%)
皮膚障害	7(6.5%)	0
高血糖（Ⅰ型糖尿病）	1(0.9%)	1(0.9%)
好中球減少	1(0.9%)	1(0.9%)
顔面浮腫	2(1.9%)	1(0.9%)

irAE各論

各論では，代表的なirAEについて解説する．表2に当院で経験したirAEの頻度を示す．Grade 3～4のirAEは比較的稀であるが，対応の遅れが致命的となる可能性もあるため，発症に備えた対策が必要である．また，irAEが発生した症例のほうが有意に予後良好であったとの報告もあり[12][13]，適切なirAE管理を行い，irAEで患者の全身状態を悪化させないことが，治療成績向上に重要と考える．

1．皮膚障害

1）概　要

皮疹，瘙痒症，紅斑，メラノーマ患者での白斑などが発生することがある．多くは軽症であるが，Stevens-Johnson 症候群や中毒性表皮壊死症など重症薬疹が発生することもある．

2）重症度

Grade 1：体表面積の 10％未満

Grade 2：体表面積の 10～30％未満

Grade 3：体表面積の 30％以上

Grade 4：生命を脅かす

3）治　療

軽症であれば，抗ヒスタミン薬内服やステロイド軟膏塗布で対応可能であるが，広範囲の皮疹や上記の重症薬疹を疑う場合は皮膚科医と連携をとって治療を行うべきである．

Grade 1 であれば，臨床症状を経過観察し，ICI は継続可能である．有症状の場合には，顔面には Medium，顔面以外には Strong に分類されるステロイド軟膏を考慮する．2 週以上改善がみられない場合は Grade 2 に準じて治療する

Grade 2 の場合も，臨床症状を経過観察し，ICI は継続可能である．有症状の場合，使用するステロイドの強さを Grade 1 より一段階上げ，顔面には strong，顔面以外には very strong のステロイド軟膏を考慮し，抗ヒスタミン薬の内服も検討する．2 週以上改善がみられない場合は，ICI 投与を中止し，0.5～1 mg/kg/日のプレドニゾロンまたは等価量のステロイド経口薬の投与を行う．それでも，悪化するようなら，Grade 3 に準じて治療する．

Grade 3 以上の皮膚障害に対しては，ICI 投与を中止し，皮膚科医に相談する必要がある．Grade 2 に準じた治療に加えて，1～2 mg/kg/日のプレドニゾロンまたは等価量のステロイド静注を行う．Stevens-Johnson 症候群を疑うような粘膜症状が強い場合には，ステロイドパルス療法といった集学的治療が必要である．Grade 1 に改善した場合は，少なくとも 4 週以上かけてステロイドを漸減する．Grade 3 までであれば ICI 再投与も可能とされているが，Grade 4 となった場合はほとんどが投与中止となる．

2．下痢／大腸炎

1）概　要

抗 PD-1 抗体治療中の免疫関連の下痢の頻度は 19％，Grade 3～4 の下痢は 2.2％と報告されている．抗 CTLA-1 抗体と抗 PD-1 抗体の併用療法で Grade 3～4 の下痢の頻度は 4.3～16.7％まで上昇する[14～16]．当院の頭頸部癌に対するニボルマブ単剤投与データにおける下痢／大腸炎の頻度は，報告より低かった．

2）重症度

Grade 1：ベースラインと比べて＜4 回／日の排便回数増加

Grade 2：ベースラインと比べて 4～6 回／日の排便回数増加，腹痛，粘血便

Grade 3：ベースラインと比べて 7 回以上／日の排便回数増加，高度の腹痛，腹膜刺激症状

Grade 4：生命を脅かす

3）治　療

ロペラミドなどの止瀉薬の安易な投与は，有害事象の程度を見誤らせる可能性があり注意が必要である．

Grade 1 の場合は ICI 治療を継続し，整腸剤などの対症療法を行う．

Grade 2 では，治療を中断し症状が Grade 1 まで改善した場合は，治療再開を検討する．症状が 5～7 日間を超えて持続した場合または再発した場合は，便培養などで細菌感染などの感染症を否定したうえで，0.5～1.0 mg/kg/日の経口メチルプレドニゾロンまたはその等価量の経口薬を投与する．Grade 1 以下に症状が改善したら，少なくとも 1 ヶ月以上かけてステロイドを漸減する．症状再燃がなければ，治療再開を検討する．

Grade 3～4 では治療を中止し，入院，便培養による感染症の否定，補液管理などを行いつつ，1.0～2.0 mg/kg/日の静注メチルプレドニゾロンまたはその等価量の副腎皮質ステロイドを静注す

る．日和見感染症に対してバクタなどの抗生剤の予防投与を追加し，腹部CT，下部内視鏡検査を検討する．Grade 1に改善するまでステロイドの使用を継続した後，少なくとも1ヶ月以上かけて漸減する．症状が3～5日間を超えて持続した場合または改善後に再発した場合はインフリキシマブ5 mg/kg点滴静注を考慮する．症状持続または再燃した場合は2週間後にインフリキシマブ再投与を行う．

3．肝障害

1）概　要

AST，ALT上昇が主体で，γ-GTP，ALP，総ビリルビン(T-bil)の増加を伴うこともある．無症候性であることが多いが，倦怠感・食欲不振・黄疸などの症状がみられることがある．消化器内科コンサルトを行い，ウイルス性肝炎除外のためのHBV/HCV関連検査，肝転移の除外のための腹部CT，腹部超音波検査，肝生検を考慮する．薬剤性肝障害も除外も必要である．

2）重症度

Grade 1：AST/ALT正常上限～3倍以下，T-bil正常上限～1.5倍以下

Grade 2：AST/ALT 3～5倍以下，T-bil 1.5～3倍以下

Grade 3：AST/ALT 5倍～，T-bil 3倍～

Grade 4：生命を脅かす

3）治　療

Grade 1であれば，治療継続し，血液検査所見をフォローアップしていく．

Grade 2となるようならICI投与を中止する．Grade 2以上の異常値が持続もしくは悪化した場合は，0.5～1 mg/kg/日のプレドニゾロンまたはその等価量の副腎皮質ステロイドを投与する．その後，ベースラインまたはGrade 1以下まで改善した場合は，4週以上かけてステロイドを漸減(5～10 mg/週)する．

Grade 3以上の検査値の悪化がみられるようなら，ICI投与は中止，1～2 mg/kg/日のプレドニゾロンまたはその等価量の副腎皮質ステロイドを投与する．Grade 2以下まで改善した場合は，4週以上かけて漸減する．3～5日以上改善がみられない場合は，他の免疫抑制薬(ミコフェノール酸モフェチルなど)の投与を考慮する．インフリキシマブ同様に，irAEに対する免疫抑制薬の保険適用はないため注意が必要である．また，インフリキシマブは肝障害を引き起こすことがあるため，免疫関連肝障害に対しての使用は控える．

4．間質性肺障害

1）概　要

頭頸部癌でのニボルマブによる間質性肺障害(interstitial lung disease；ILD)の頻度は，頭頸部扁平上皮癌に対するニボルマブ単剤投与試験であるCheckMate-141試験では2.1％であった[17]．非扁平上皮非小細胞肺癌や腎細胞癌に対するニボルマブ単剤投与試験でのILDの頻度はそれぞれ3.4％[18]，4.0％[19]であり，頭頸部癌ICI治療でのILDの頻度は比較的低いとされている．症状としては，発熱，呼吸苦，息切れ，咳嗽などが出現し，SpO_2の低下がみられる．CheckMate-141試験では死亡例も報告されており，早期発見が重要である．治療開始前にベースラインの胸部X線所見，KL-6，SP-Dを確認しておき，治療開始後も投与毎または1ヶ月1回程度で胸部X線を撮影する．ILDを疑ったら，胸部CT，呼吸機能検査，LDH，KL-6，SP-D検査を行う．

2）重症度

Grade 1：無症状で検査所見や画像所見のみ

Grade 2：画像所見に加えて，軽度の症状を伴う

Grade 3：高度の症状を有して入院を必要とする，酸素投与を要する

Grade 4：生命を脅かす

3）治　療

ILDを疑ったらGradeによらずICIは休薬が望ましい．

Grade 1であれば，ICIを休薬し臨床症状，画像所見をフォローアップ，増悪した場合や，改善がみられない場合はGrade 2に準じて治療する．

Grade 2の場合は，ICI投与を中止し，1～2 mg/

kg/日のプレドニゾロンまたは等価量の副腎皮質ステロイドを投与する．1〜3日毎に画像検査を行い，Grade 1以下まで改善した場合は，4週以上かけてステロイドを漸減する．改善がない場合はGrade 3に準じて治療する．

Grade 3に対する対応は，ICI投与を中止，2〜4 mg/kg/日のプレドニゾロンまたは等価量の副腎皮質ステロイドを投与する．状況によりステロイドパルス療法（メチルプレドニン1000 mg/日など）を考慮する．Grade 1以下まで改善した場合は，少なくとも6週以上かけて漸減する．さらに病態が悪化する場合はインフリキシマブなどの免疫抑制薬の使用を考慮する．

5．内分泌障害

主に甲状腺機能障害，下垂体機能障害，副腎機能障害，I型糖尿病などが挙げられる．最も頻度が高いのは甲状腺炎であり，ついで下垂体炎である．irAEの中でも内分泌障害に特徴的であるのは，適切なホルモン補充療法によりICI治療継続可能であることである．しかし，症状が倦怠感などと不定愁訴様であり，医療者，患者ともに有害事象と考えず，対応が遅れて重篤化することもあり，注意を要する．

5-1．甲状腺機能低下

1）概　要

TSHが上昇，FT3，FT4が低下し，からだがだるい，むくみ，寒がりになる，動作やしゃべり方が遅いなどといった症状が出現する．月に1回程度のTSH，FT3，FT4の測定でモニタリングを行っていく．

2）重症度

Grade 1：無症状

Grade 2：中等度の症状を有する

Grade 3：高度の症状を有する，入院を要する

Grade 4：生命を脅かす

3）治　療

Grade 1かつTSH<10mlU/Lあれば経過観察でよい．

Grade 2，またはTSH≧10mlU/Lであれば，ホルモン補充療法を検討する．定期的に甲状腺機能をチェックし，甲状腺ホルモン補充量の調整を行う．Grade 2までであれば，ホルモン補充療法を行いつつICI継続治療でよいと考える．

Grade 3以上であれば，ICIを中止し，ホルモン補充療法を開始する．粘液水腫性昏睡（低体温，意識障害）が疑われる場合は，内分泌内科医と協議し，集中治療室管理を行う．症状が改善すればGrade 2に準じて治療を行っていく．甲状腺機能低下症で注意が必要なのは，副腎機能障害を併発している場合である．その状態で，甲状腺ホルモンの補充のみを行うと，副腎クリーゼに至る可能性がある．そのため，治療開始前にACTH/血中コルチゾール（早朝安静時）を測定し，副腎機能障害の存在を除外する必要がある．

5-2．甲状腺中毒症

1）概　要

TSHが低下，FT3，FT4が上昇し，体重減少，全身倦怠感，手指振戦，動悸，息切れ，頻脈などの症状が出現する．橋本病やバセドウ病が存在する場合があるため，抗甲状腺ペルオキシダーゼ（TPO）抗体，抗サイログロブリン抗体，TSHレセプター抗体を測定する．

2）重症度

Grade 1：無症状

Grade 2：中等度の症状を有する

Grade 3：高度の症状を有する，入院を要する

Grade 4：生命を脅かす

3）治　療

症状が軽微であれば一過性の甲状腺ホルモン上昇である場合もあるため，慎重にホルモン値のモニタリングを行う．症状が強い場合には，β遮断薬の投与を検討する．甲状腺クリーゼとなっている場合にはステロイドの使用を検討する．いずれにしても，内分泌内科医への相談を行うべきであろう．

5-3．下垂体機能障害／副腎障害

1）概　要

症状としては，倦怠感・食欲不振・脱力感・悪

表 3. 劇症1型糖尿病診断基準

劇症1型糖尿病診断基準[9]
下記1～3のすべての項目を満たすものを「劇症1型糖尿病」と診断する.
1. 糖尿病症状発現後1週間前後以内でケトーシスあるいはケトアシドーシスに陥る(初診時尿ケトン体陽性, 血中ケトン体上昇のいずれかを認める)
2. 初診時の(随時)血糖値≧288 mg/dl かつ HbA1c 値<8.7%※である
※劇症1型糖尿病発症前に耐糖能異常が存在した場合は, 必ずしもこの数字は該当しない.
3. 発症時の尿中Cペプチド<10 μg/日または空腹時血中Cペプチド<0.3 ng/ml, かつグルカゴン負荷後(または食後2時間)血中Cペプチド<0.5 ng/ml である

参考所見
A) 原則としてGAD抗体などの膵島関連自己抗体は陰性である.
B) ケトーシスと判断されるまで原則として1週間以内であるが, 1～2週間の症例も存在する.
C) 約98%の症例で発症時に何らかの血中膵外分泌酵素(アミラーゼ, リパーゼ, エラスターゼ1など)が上昇している.
D) 約70%の症例で前駆症状として上気道炎症状(発熱, 咽頭痛など), 消化器症状(上腹部痛, 悪心・嘔吐など)を認める.
E) 妊娠に関連して発症することがある.
F) HLA *DRB1*04:05-DQB1*04:01* との関連が明らかにされている.
注) 診断基準の第2項目と参考所見Fが変更(追加)になっています. 詳しくは糖尿病 55：815-820, 2012 をご参照ください.

(文献20より)

心・意識障害などの症状が現れる. 血液検査にて, 低血糖, 低Na血症, 高K血症, 好酸球増加などを認めた場合には, 副腎機能障害を疑う必要がある. 副腎機能障害を疑った場合は, 頭部MRI検査による下垂体腫脹の有無の確認, ACTH/血中コルチゾール(早朝安静時に検査), TSH, FT3, FT4, GH, LH, FSHの測定を行う. 抗PD-1抗体では, 抗CTLA-4抗体と比較し, 下垂体機能低下の頻度は0.3%程度と低く, ACTH単独欠損の割合が高いことが特徴である.

2）重症度

Grade 1：無症状で検査所見のみ

Grade 2：中等度の症状を有する

Grade 3：高度の症状を有する, 入院を要する

Grade 4：生命を脅かす

3）治　療

Grade 1であれば, 症状をモニタリングし, ICIは継続可能である.

Grade 2の場合, ICI投与を中止し, ヒドロコルチゾン15～20 mg/日を投与する. irAEの副腎機能低下は非可逆的であることが多いため, 症状改善後もヒドロコルチゾンの継続が必要である.

Grade 3以上やショックなど副腎クリーゼが疑われる場合は, ICI投与を中止する. 十分な維持輸液を行いながら, ヒドロコルチゾン100～200 mgを静注し, 以後6時間毎に50～100 mgの投与を継続する. 副腎機能の回復は難しいため, 症状改善後もヒドロコルチゾンは継続する.

5-4. I型糖尿病

極めて稀ではあるが, I型糖尿病が発症することがある. 自己免疫学的機序によりインスリン産生細胞である膵β細胞が破壊され, インスリン欠乏による高血糖をきたす. 劇症, 急性発症, 緩徐進行に分けられ, 劇症型では短期間(数日～2週間)で糖尿病性ケトアシドーシスに至る. 日単位で急速に状態が悪化するため, 早期発見のために, ICI投与毎の血液検査で血糖をチェックし, 診察の際には新たな自覚症状の有無(口渇, 多飲, 多尿, 体重減少など)を聴取する必要がある. 症状や血糖値からI型糖尿病を疑ったら, ICI投与は中止し, 糖尿病専門医との連携のうえ, 速やかに治療を行う. まずは, 意識障害, クスマウル呼吸, 振戦など糖尿病性ケトアシドーシスの症状の有無や血液ガスでの代謝性アシドーシスの有無を確認する(表3). 糖尿病性ケトアシドーシスなしと判断すれば, 十分な水分補給, インスリン治療開始にて対応する. 糖尿病性ケトアシドーシスに至っているようであれば, 十分な補液, 持続インスリ

ン投与，電解質補正などを速やかに開始し，糖尿病性ケトアシドーシスの改善を図る．他の内分泌障害と同様に，不可逆的な障害であることが多いため，内分泌内科医と連携し，インスリン自己注射導入，食事，運動指導を行っていく必要がある．

6．その他

稀ではあるが，重症筋無力症，心筋炎，顆粒球減少症，血球貪食症候群，infusion reaction，腎障害，静脈血栓塞栓症なども報告されている．いずれにしても，何らかの異常がみられた場合に，まずはirAEを疑ってみる姿勢が重要である．

当院での対策

1．「免疫チェックポイント阻害薬による副作用対策マニュアル」の作成

irAEは様々な臓器に発生し，重篤となる場合もあるため各医師の裁量のみでは，対応が遅れたり，対応を誤り，患者の著しい生活の質の低下につながる可能性がある．そのため，当院では，「免疫チェックポイント阻害薬による副作用対策マニュアル」を作成し，ICIを使用する全診療科の医師が最低限の対応は可能なようにしている．

2．治療前，治療中の検査セットの作成

1）治療前評価

治療前評価としてECOG-PS，SpO_2の評価を行うとともに，電子カルテ内に検査セットを登録し，以下の検査をベースライン評価として行うようにしている．ただし，どのような検査項目を登録するか，各施設内で検討し決定していく必要がある．

- 血液検査

WBC，RBC，Hb，Ht，Plt，血液像，TP，Alb，AST，ALT，γGTP，ALP，総ビリルビン，LDH，コリンエステラーゼ，総コレステロール，BUN，Cr，Na，K，Cl，Ca，P，TSH，FT3，FT4，グルコース，CK，CRP

- 随時尿

PH，尿蛋白，尿糖，尿ケトン体，尿潜血反応，ウロビリノーゲン，尿比重，尿沈渣

- 胸部X線
- 12誘導心電図

2）治療中検査

治療中の定期検査として，診察毎の問診，体温，SpO_2などのチェック，一般的な末梢血検査とともに，1ヶ月ごとに行う検査項目(甲状腺機能など)のセットを作成している．

3．施設内専門科との連携

当院では，元々診療科間の連携は良好であったが，マニュアルでirAE毎に相談すべき診療科を明記することにより，より円滑な連携が取れるようになった．

4．他施設専門科との連携

当院も含めが癌専門病院では，大学病院やその他の総合病院にあるような専門科がなかったり，専門科があっても高度な治療設備を有しないことも多い．そのため，専門科への相談が必要となった場合には，他施設の専門家に相談を行う必要がある．協力を得られる医療機関をリストアップし，病診連携などを通じて，irAE時の対応依頼について事前に了解を得ておくことが望ましい．

5．irAE発現時の報告

入院を要するような重篤なirAEについては，主治医が薬剤部に報告を行うように取り決めている．報告されたirAEは，各診療科や各部門に周知を行い，定期的な多職種によるirAE検討会の開催を行っている．

参考文献

1）Hodi FS, Mihm MC, Soiffer RJ, et al：Biologic activity of cytotoxic T lymphocyte-associated antigen 4 antibody blockade in previously vaccinated metastatic melanoma and ovarian carcinoma patients. Proc Natl Acad Sci U S A, **100**：4712-4717, 2003.

2）Johnston RL, Lutzky J, Chodhry A, et al：Cytotoxic T-lymphocyte-associated antigen 4 antibody-induced colitis and its management with infliximab. Dig Dis Sci, **54**：2538-2540, 2009.

3）Scott LJ：Nivolumab：A Review in Advanced Melanoma. Drugs, **75**：1413-1424, 2015.

4) Weber JS, Kahler KC, Hauschild A：Management of immune-related adverse events and kinetics of response with ipilimumab. J Clin Oncol, **30**：2691-2697, 2012.
5) Brahmer JR, Lacchetti C, Schneider BJ, et al：Management of Immune-Related Adverse Events in Patients Treated With Immune Checkpoint Inhibitor Therapy：American Society of Clinical Oncology Clinical Practice Guideline. J Clin Oncol, **36**：1714-1768, 2018.
6) 川合眞一：専門医のためのアレルギー学講座 アレルギー疾患におけるステロイドの使い方 ステロイド内服薬の選び方・使い方．アレルギー, **58**：7-13, 2009.
7) 堀尾芳嗣：免疫チェックポイント阻害剤の有害事象対策．癌と化学療法, **44**：185-190, 2017.
8) 日本肝臓学会肝炎診療ガイドライン作成委員会：B 型肝炎治療ガイドライン. 2019.
9) Yanai S, Nakamura S, Matsumoto T：Nivolumab-Induced Colitis Treated by Infliximab. Clin Gastroenterol Hepatol, **15**：e80-e81, 2017.
10) Pages C, Gornet JM, Monsel G, et al：Ipilimumab-induced acute severe colitis treated by infliximab. Melanoma Res, **23**：227-230, 2013.
11) Singh BP, Marshall JL, He AR：Workup and Management of Immune-Mediated Colitis in Patients Treated with Immune Checkpoint Inhibitors. Oncologist, 2019.
12) Haratani K, Hayashi H, Chiba Y, et al：Association of Immune-Related Adverse Events With Nivolumab Efficacy in Non-Small-Cell Lung Cancer. JAMA Oncol, **4**：374-378, 2018.
13) Chiou VL, Burotto M：Pseudoprogression and Immune-Related Response in Solid Tumors. J Clin Oncol, **33**：3541-3543, 2015.
14) Eggermont AM, Chiarion-Sileni V, Grob JJ, et al：Adjuvant ipilimumab versus placebo after complete resection of high-risk stageⅢ melanoma(EORTC 18071)：a randomised, double-blind, phase 3 trial. Lancet Oncol, **16**：522-530, 2015.
15) Sznol M, Ferrucci PF, Hogg D, et al：Pooled Analysis Safety Profile of Nivolumab and Ipilimumab Combination Therapy in Patients With Advanced Melanoma. J Clin Oncol, **35**：3815-3822, 2017.
16) Hammers HJ, Plimack ER, Infante JR, et al：Safety and Efficacy of Nivolumab in Combination With Ipilimumab in Metastatic Renal Cell Carcinoma：The CheckMate 016 Study. J Clin Oncol, **35**：3851-3858, 2017.
17) Ferris RL, Blumenschein G Jr, Fayette J, et al：Nivolumab for Recurrent Squamous-Cell Carcinoma of the Head and Neck. N Engl J Med, **375**：1856-1867, 2016.
Summary CheckMate-141 試験プラチナ抵抗性再発・転移頭頸部扁平上皮癌に対して，ニボルマブは標準化学療法と比較し，有意に OS を延長した．
18) Borghaei H, Paz-Ares L, Horn L, et al：Nivolumab versus Docetaxel in Advanced Nonsquamous Non-Small-Cell Lung Cancer. N Engl J Med, **373**：1627-1639, 2015.
Summary CheckMate-057 試験非扁平上皮非小細胞肺癌において，ニボルマブはドセタキセルと比較し，有意に OS を延長した．
19) Motzer RJ, Escudier B, McDermott DF, et al：Nivolumab versus Everolimus in Advanced Renal-Cell Carcinoma. N Engl J Med, **373**：1803-1813, 2015.
Summary CheckMate-025 試験進行腎細胞癌において，ニボルマブはエベロリムスと比較し，有意に OS を延長した．
20) 今川彰久，花房俊昭，粟田卓也ほか：1 型糖尿病調査研究委員会報告　劇症 1 型糖尿病の新しい診断基準(2012)．糖尿病, **55**：815-820, 2012.

MB ENT, 246：35-39, 2020

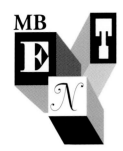

◆特集・頭頸部癌免疫療法の最前線

頭頸部癌免疫療法の実際
―症例から学ぶ①

本間義崇[*1]　吉本世一[*2]

Abstract　CheckMate-141 試験の結果から，プラチナ不応の再発／転移頭頸部扁平上皮癌に対するニボルマブの有効性が示され実地臨床が大きく変化した．以降，頭頸部癌に対する免疫チェックポイント阻害薬(ICI)は，初回再発／転移例・局所進行例といった，より早期での開発が進められており，その役割は益々大きくなると予想される．ICI は，一部の症例にはこれまでの治療薬では得られなかった良好かつ長期的な効果をもたらす一方，重篤な免疫関連有害事象をきたし，以後の治療が困難となる可能性も秘めており，個々の患者の状態に応じた治療戦略を立てる必要がある．今後，様々な病期において使用が可能となった場合には，ICI とそれ以外の薬剤の治療シークエンスがより重要となってくるであろう．

本稿では，今後の治療シークエンスを考える際の参考となるであろう，ICI 導入により，これまでの実地臨床とは異なるアプローチが必要となることを予期させる 2 症例の経験を提示する．

Key words　頭頸部癌(head and neck cancer)，化学療法(chemotherapy)，免疫療法(immunotherapy)，免疫チェックポイント阻害薬(immune checkpoint inhibitor)，免疫関連有害事象(immune-related adverse events)

はじめに

CheckMate-141試験の結果から，プラチナ不応の再発／転移頭頸部扁平上皮癌に対するニボルマブの有効性が示され[1)]，ニボルマブの臨床導入以降，再発／転移頭頸部癌の実地臨床が大きく変化した．頭頸部癌に対する免疫チェックポイント阻害薬(ICI)は，プラチナ感受性の再発／転移例・局所進行例といった，より早期の段階を対象としての開発が進められており，その役割は今後益々大きくなると予想される．ICI は，一部の症例にはこれまでの治療薬では得られなかった良好かつ長期的な効果をもたらす一方で，重篤な免疫関連有害事象(irAE)をきたし，以後の治療が困難となる可能性も秘めており，その治療効果の恩恵が得られるように，個々の患者の状態に応じた治療戦略を立てる必要がある．今後，様々な病期においてICIが使用可能となった場合には，ICIとそれ以外の薬剤の治療シークエンスの立て方が，患者アウトカムの改善のためにより重要となると考えられる．

本稿では，今後の治療シークエンスを考える際の参考となるであろう，ICI 導入により，これまでの実地臨床とは異なるアプローチが必要となることを予期させる 2 症例の経験を提示する．

症例 1

73 歳，男性．喉頭癌で T3N0M0 の臨床診断にて，喉頭温存を目的として化学放射線療法(シスプラチン：80 mg/m²/3 週毎，計 3 コース＋放射線治療：70 Gy/35 Fr)を施行．治療完遂後，局所所見から CR と判定されたが，化学放射線療法終

[*1] Honma Yoshitaka，〒104-0045 東京都中央区築地 5-1-1　国立がん研究センター中央病院頭頸部内科，医長
[*2] Yoshimoto Seiichi，同病院頭頸部外科，科長

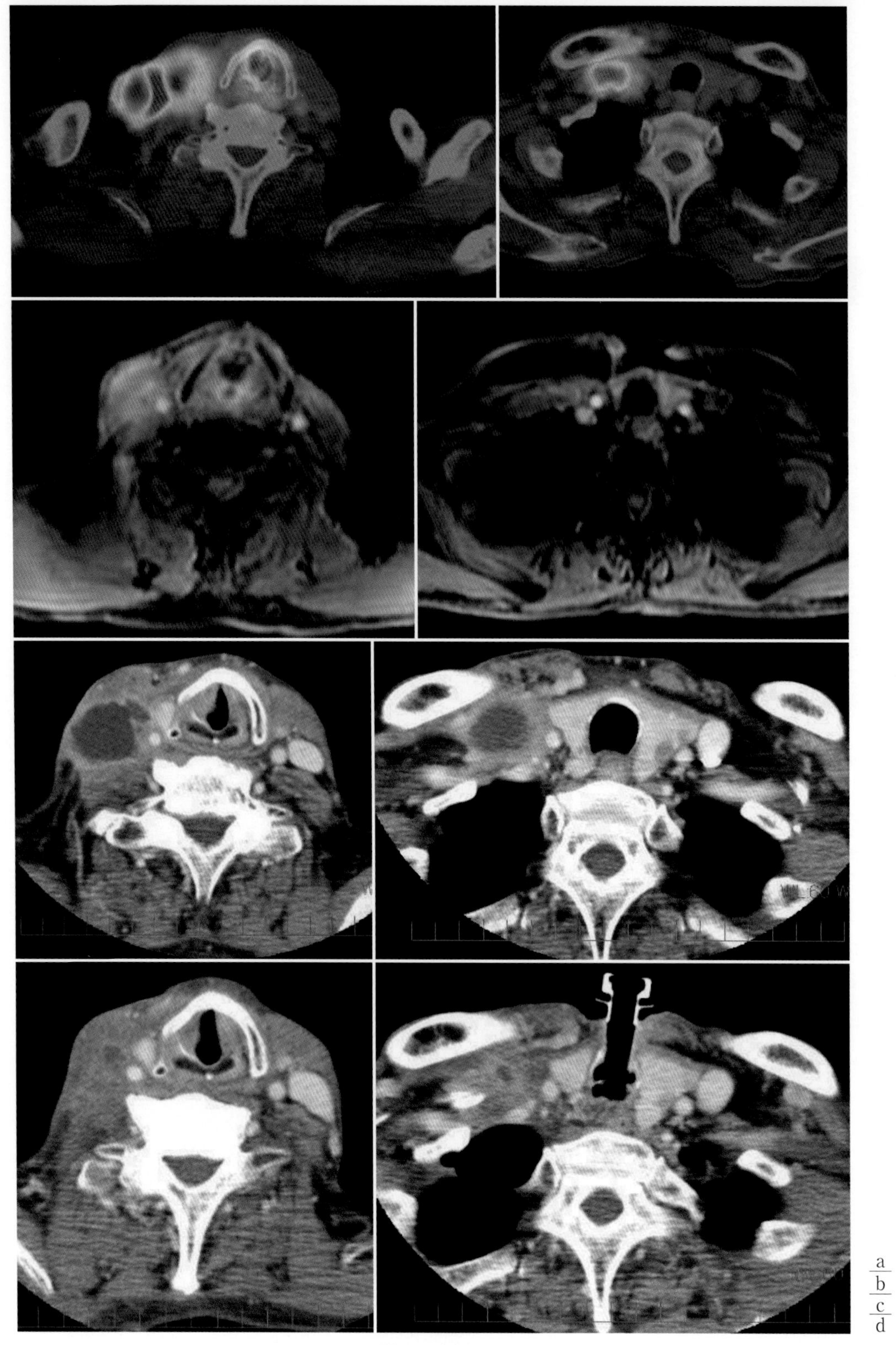

図 1. 症例 1

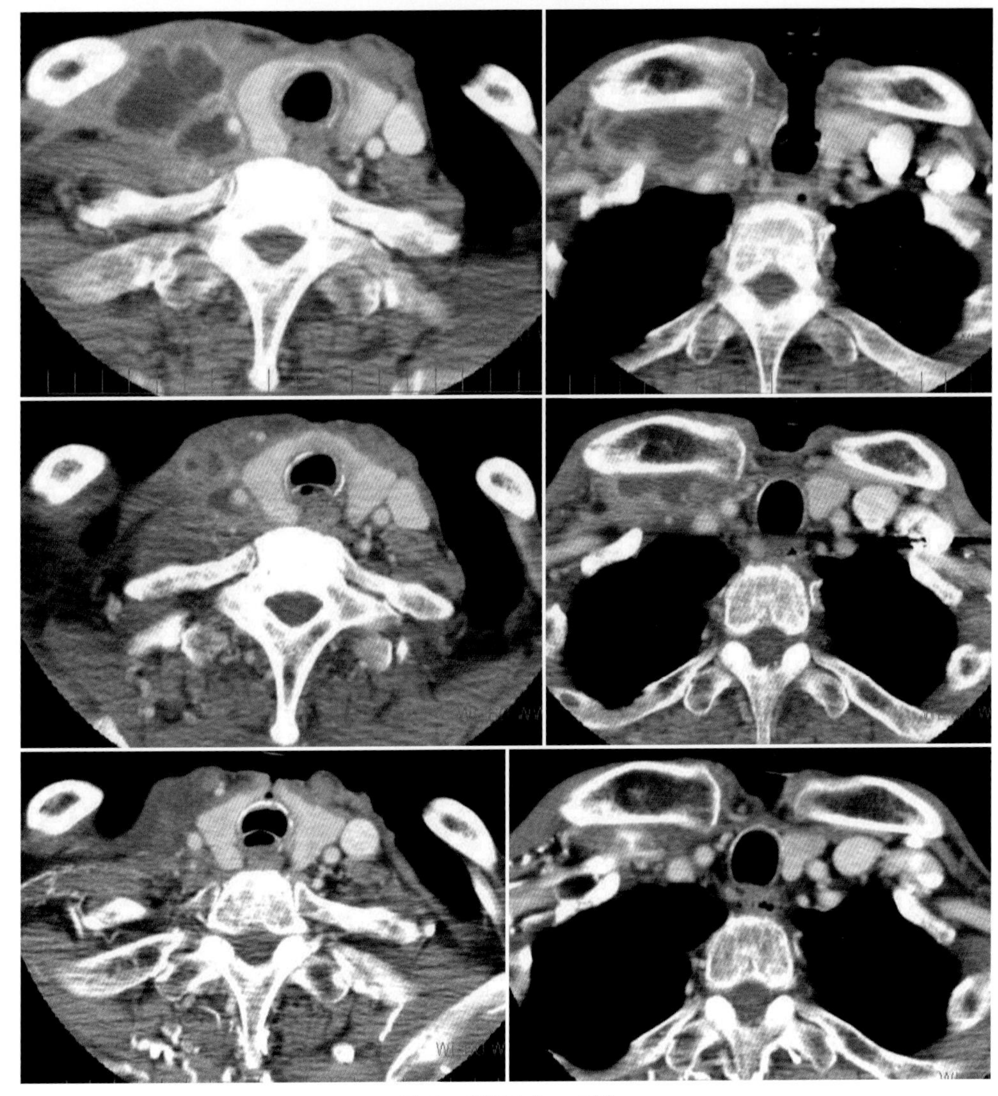

e
f
g

図 1. 症例 1（つづき）

了 3 ヶ月で急速に喉頭および右鎖骨上リンパ節に再発をきたした(図 1-a). 救済手術を予定していたが, 手術待機中に急速に増大をきたし MDT カンファレンスの結果, 手術適応外と判断され緩和的化学療法の方針となった.

経過からシスプラチン不応の病態と判断した. 局所の疼痛・喉頭狭窄を伴っていること, 増殖速度が速いことから, 奏効の可能性が高い治療が必要と考え, パクリタキセル＋セツキシマブ併用療法を選択した. 投与開始から間もなく腫瘍の縮小(治療効果：PR)が得られた(図 1-b).

計 22 回投与した時点の CT 検査にて, 右鎖骨上リンパ節の再増大を認め PD 判定(図 1-c). 喉頭浮腫も強く, 気管切開を行った後に, ニボルマブを投与し, 4 コース後の CT 検査にて病変の縮小(治療効果：PR)が得られた(図 1-d). しかしながら, 計 12 コース後の CT 検査にて病変の再増大を認め PD 判定となった(図 1-e).

病変は粗大であるものの, 患者の全身状態は良好(PS：0)であり, 奏効の可能性を上げるべくこれまでに投与歴のないフッ化ピリミジンである 5-FU に, 一度不応と判断されたプラチナ製剤であるカルボプラチンおよびセツキシマブを加えた, 所謂 EXTREME regimen にて治療を行う方針とした. 投与開始直後より, 体表からの診察で腫瘍の縮小が確認でき, 1 コース後の CT 検査にて病

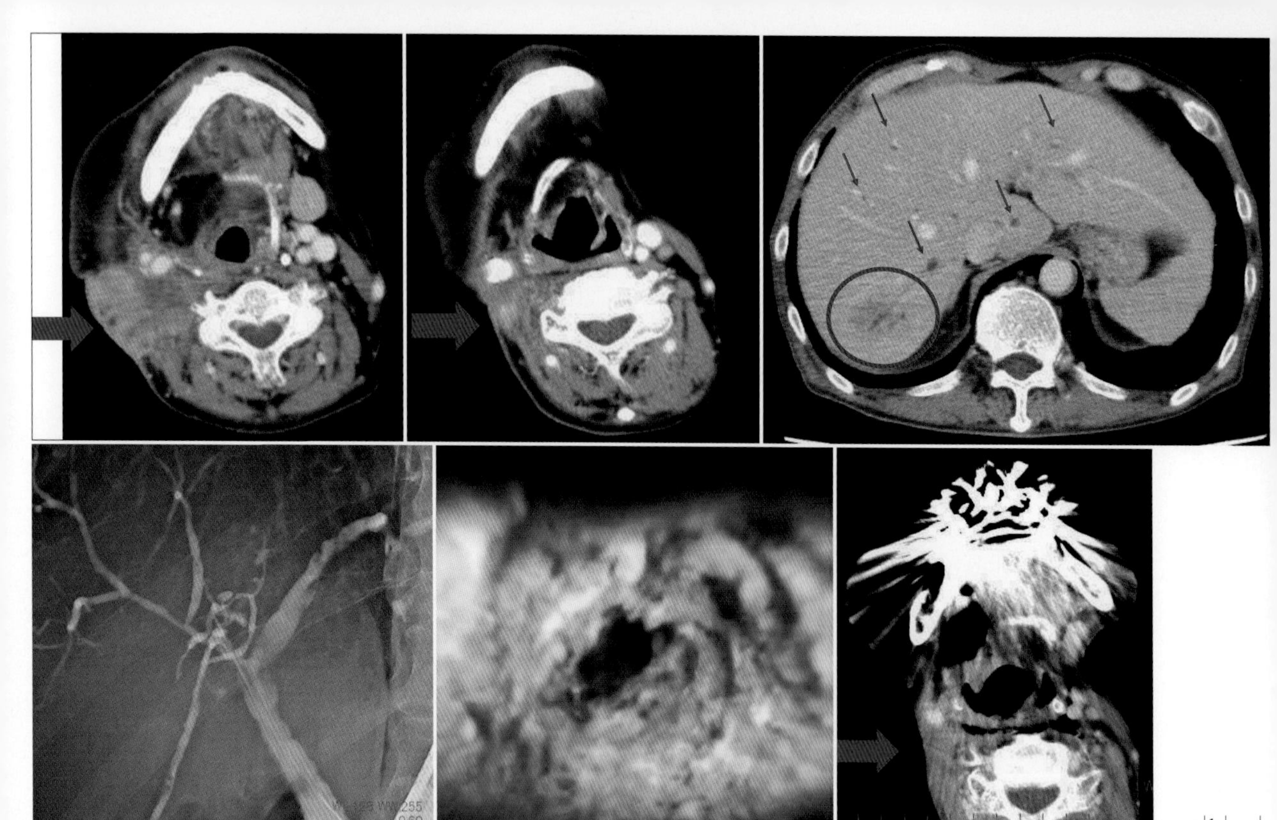

図 2. 症例 2

変の縮小(治療効果：PR)が得られた(図 1-f)．計 6 コース後の CT でも良好な縮小を維持していたが，セツキシマブによる皮膚毒性の増強があったことから，key drug であるフッ化ピリミジンを継続する方針とし，S-1 による維持療法に切り替えた(図 1-g)．以後，S-1 療法にて良好な縮小の状態を維持しており，現在に至るまで治療継続中である．

ICI による生存期間の延長効果は，ICI そのものによる無増悪生存期間の延長よりも，その後の治療介入によるところが大きいと考えられている．ICI 投与後における salvage line chemotherapy の感受性増強については，これまで非小細胞肺癌や古典的ホジキンリンパ腫などで報告されており，頭頸部扁平上皮癌についてはフランスからの報告[1)]がなされている．そのメカニズムについては十分解明はされていないものの，今後こうした salvage line chemotherapy に関する研究が進んでくることが予想され，今回のケースのようないったん不応となった薬剤の再導入の可否も重要な研究テーマになってくるであろう．

症例 2

60 歳，男性．中咽頭癌(p16 陰性・早期食道癌合併)にて，紹介医で食道癌を含め 5-FU＋シスプラチン併用の根治的化学放射線療法を施行し，その 3 ヶ月後の CT 検査にて頸部再発を認めた．切除適応なしと判断され，その後は緩和的化学療法としてパクリタキセル＋セツキシマブ併用療法が行われ，いったんは奏効が得られたものの，再度増大し PD 判定となった．紹介医では，これ以上の治療は勧められず緩和治療への移行の方針となったが，積極的治療を希望され当院を受診された．

腫瘍による疼痛はあるものの，臓器機能は保たれており，治療の妨げとなるような合併症も有していないため，ニボルマブによる治療を提示し治療開始となった．治療開始時の画像を図 2-a に示す．投与後まもなく疼痛の改善を認め，体表からの診察でも徐々に頸部病変の縮小が確認できた．計4コース後のCT検査にて，病変の縮小(治療効果：PR)が得られた(図2-b)．以後，良好な縮小の状態が長期的に維持され治療継続となっていた．

しかしながら，投与開始から1年目の時点で，2週間前には大きな体調・採血上の変化はなかったが，急な発熱と肝機能障害を呈した状態で受診された．CT検査を施行したところ，肝内胆管の拡張および肝膿瘍の形成を認めた(図2-c)ため，緊急入院とし胆道造影・ドレナージの方針となった．胆道の閉塞起点の精査のためERCPを行ったところ，肝内胆管にびまん性の硬化性胆管炎様の枯枝・数珠状胆管像を認めた(図2-d)．その後，胆道鏡を行ったところ，総胆管粘膜のびらんを認め(図2-e)，同部位から生検を行い，ENBDによる胆道ドレナージにて検査は終了となった．

ニボルマブによるirAEの可能性を第一に考え，プレドニゾロン(PSL)：1 mg/kgで投与開始．その後，生検組織の病理検査にて胆管粘膜への炎症細胞浸潤があり，上記判断を支持する所見と判断された．しかしながら，上述の治療で肝膿瘍は改善したものの肝機能の改善は得られず，PSL：2 mg/kgへの増量や，ミコフェノール酸モフェチルの適応外使用も行ったが，肝機能障害が進み肝不全に陥り死亡に至った．死亡直前のCT画像でも，原病増悪の所見は認められなかった(図2-f)．なお，本症例では剖検が施行され，肝に硬化性胆管炎様の組織変化が認められ，広く上皮の脱落を伴い，門脈域にCD8陽性T細胞の浸潤が認められた．

ICIによるirAEは多岐にわたり，一部の症例で致命的な事象が起こることは周知の事実であり，重篤なものであっても多くはステロイド治療などの対処により救命可能であるが，ICIを含め，その後の治療介入が困難となることが多い．今回の胆管炎についても，これまでの報告から以降の治療介入は難しく，irAEや原病の悪化によって，発症後の予後は不良であることが報告されている[2)]．これまでの報告や今回の経過をみても，本irAEを事前に察知することは困難に思われるが，早期発見と適切な介入方法の確立が今後求められてくるであろう．

参考文献

1) Khali S, Amaury D, Nicolas M, et al：Response to salvage chemotherapy after progression on immune checkpoint inhibitors in patients with recurrent and/or metastatic squamous cell carcinoma of the head and neck. Eur J Cancer, **121**：123-129, 2019.

2) Doherty GJ, Duckworthe AM, Davies SE, et al：Severe steroid-resistant anti-PD1 T-cell checkpoint inhibitor-induced hepatotoxicity driven by biliary injury. ESMO Open, **2**：e000268, 2017.

Monthly Book

ENTONI

エントーニ

No.236

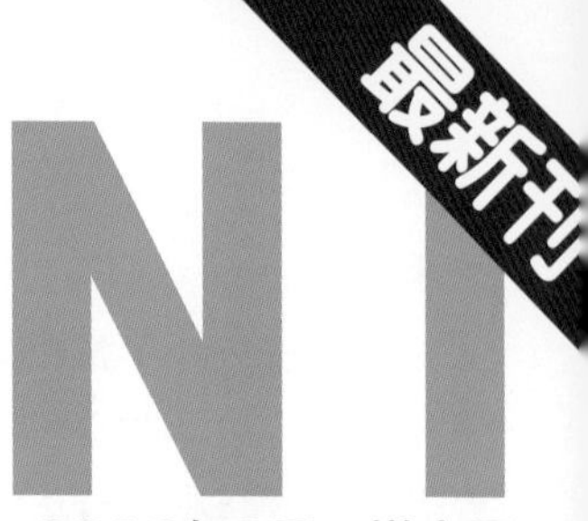

2019年9月　増大号

174 頁　定価（本体価格 4,800 円＋税）

早わかり！
耳鼻咽喉科診療ガイドライン，手引き・マニュアル—私の活用法—

編集企画　順天堂大学名誉教授　**市川銀一郎**

すでに精読した先生方は内容を再確認するため、またこれから読もうとする先生方にはまずその概略を知っていただくために、各分野に造詣の深い先生方に解説いただき、私の利用法も掲載！！

☆ CONTENTS ☆

＜小児滲出性中耳炎診療ガイドライン 2015＞ 1．概略／2．私の利用法
＜小児急性中耳炎診療ガイドライン 2018＞ 1．概略／2．私の利用法
＜ANCA 関連血管炎性中耳炎（OMAAV）診療の手引き 2016＞ 概略と私の利用法
＜急性感音難聴の手引き 2018＞ 概略と私の利用法
＜遺伝性難聴診療の手引き 2016＞ 概略と私の利用法
＜人工中耳 USB の使用マニュアル 2015＞ 概略と私の利用法
＜急性鼻副鼻腔炎診療ガイドライン 2010 追補版＞ 1．概略／2．私の利用法
＜急性鼻副鼻腔炎に対するネブライザー療法の手引き 2016＞ 1．概略／2．私の利用法
＜嗅覚障害診療ガイドライン 2017＞ 概略と私の利用法
＜アレルギー性鼻炎に対する舌下免疫療法の指針 2014＞＜アレルギー性鼻炎に対する免疫療法の指針 2011＞ 1．概略／2．私の利用法
＜音声障害診療ガイドライン 2018＞ 概略と私の利用法
＜甲状軟骨形成術 2 型におけるチタンブリッジの使用マニュアル 2017＞ 概略と私の利用法
＜嚥下障害診療ガイドライン 2018＞ 1．概略／2．私の診療
＜頭頸部癌診療ガイドライン 2018＞ 1．概略／2．私のお勧め利用法
＜耳鼻咽喉科内視鏡の感染制御に関する手引き 2016＞ 1．概略／2．私の利用法
＜耳鼻咽喉科健康診断マニュアル 2016＞ 概略と私の利用法

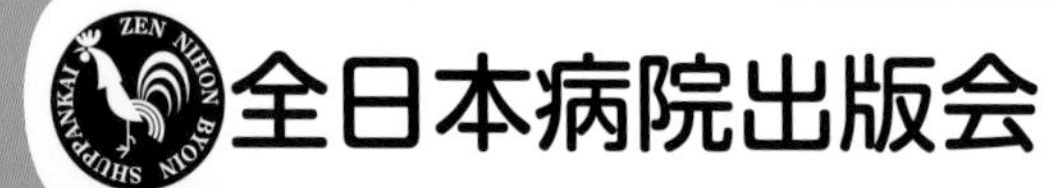

〒113-0033 東京都文京区本郷 3-16-4　Tel:03-5689-5989
www.zenniti.com　Fax:03-5689-8030

MB ENT, 246：41-46, 2020

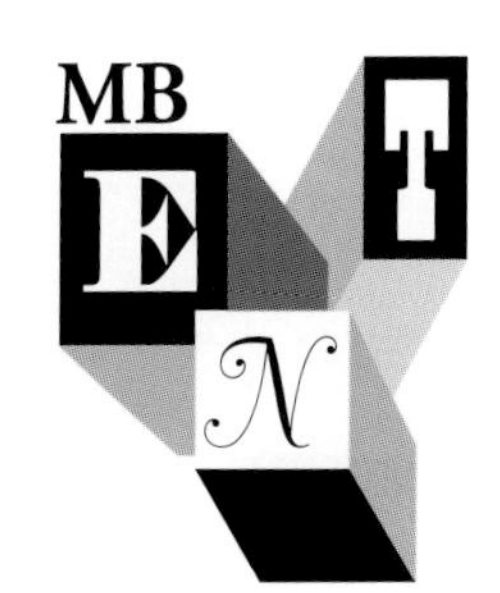

◆特集・頭頸部癌免疫療法の最前線

頭頸部癌免疫療法の実際
—症例から学ぶ ②

岡本伊作[*1]　塚原清彰[*2]

Abstract　日本では，2017年3月に再発・転移頭頸部癌に対して免疫チェックポイント阻害薬であるニボルマブが保険承認された．ニボルマブには従来の薬物療法とは異なる治療効果や免疫関連有害事象(irAE)が出現する．

我々は，ニボルマブを施行した症例を多施設で共有し，後方視的研究を行っている．今回はその概要を含め，ニボルマブが奏効した症例や注意すべきirAEが出現した症例を提示し解説する．

Key words　ニボルマブ(nivolumab)，再発・転移頭頸部癌(recurrent or metastatic head and neck cancer)，奏効率(overall response rate)，全生存率(overall survival)，無増悪生存期間(progression-free survival)，免疫関連有害事象(immune-related adverse event)

はじめに

国際共同第Ⅲ相試験であるCheckMate-141で，プラチナ抵抗性の再発・転移頭頸部癌に対し，免疫チェックポイント阻害薬であるニボルマブ群が医師選択治療群(メトトレキサート，ドセタキセル，セツキシマブ)に比べ，有意な全生存率(overall survival：以下，OS)の延長を認めた[1]．日本では，2017年3月に再発・転移頭頸部癌に対してニボルマブが保険承認された．2019年になると，ニボルマブの有効性や安全性に関する後方視的研究の報告が散見されるようになった[2)3]．しかし，症例数が少なく，より多くの症例数で検討した後方視的研究が望まれた．

そこで，我々はニボルマブを施行した症例を多施設で共有し，後方視的研究を行っている．今回はその概要を含め，ニボルマブが著効した症例や注意すべきirAEが出現した症例を中心に述べる．

ニボルマブを投与した100症例の有効性と安全性の検討(多施設共同研究)

当施設を含めた4施設で，多施設共同研究として100症例の再発・転移を有する頭頸部癌に対して投与したニボルマブの有効性と安全性について検討した[4]．結果は，奏効率が13.5%，病勢コントロール率が49.0%であった(CR：3例，PR：10例，SD：34例，PD：49例)．OSの中央値は9.6ヶ月(95%CI，8.0–NA)，1年OS率は39.1%(95%CI，26.1～51.8)であった．無増悪生存期間(progression free survival：以下，PFS)の中央値は3.7ヶ月(95%CI，2.6～5.1)，1年PFS率は26.2%(95%CI，16.8～36.6)であった．免疫関連有害事象(immune-related adverse event：以下，irAE)は30例(30%)で出現し，間質性肺炎(11例)，甲状腺機能障害(9例)，肝機能障害(4例)などであった．また，irAE出現の有無でOSとPFSを比較した．irAEが出現していない群の1年OSは

[*1] Okamoto Isaku，〒160-0023 東京都新宿区西新宿6-7-1　東京医科大学耳鼻咽喉科・頭頸部外科学分野，准教授
[*2] Tsukahara Kiyoaki，同，教授

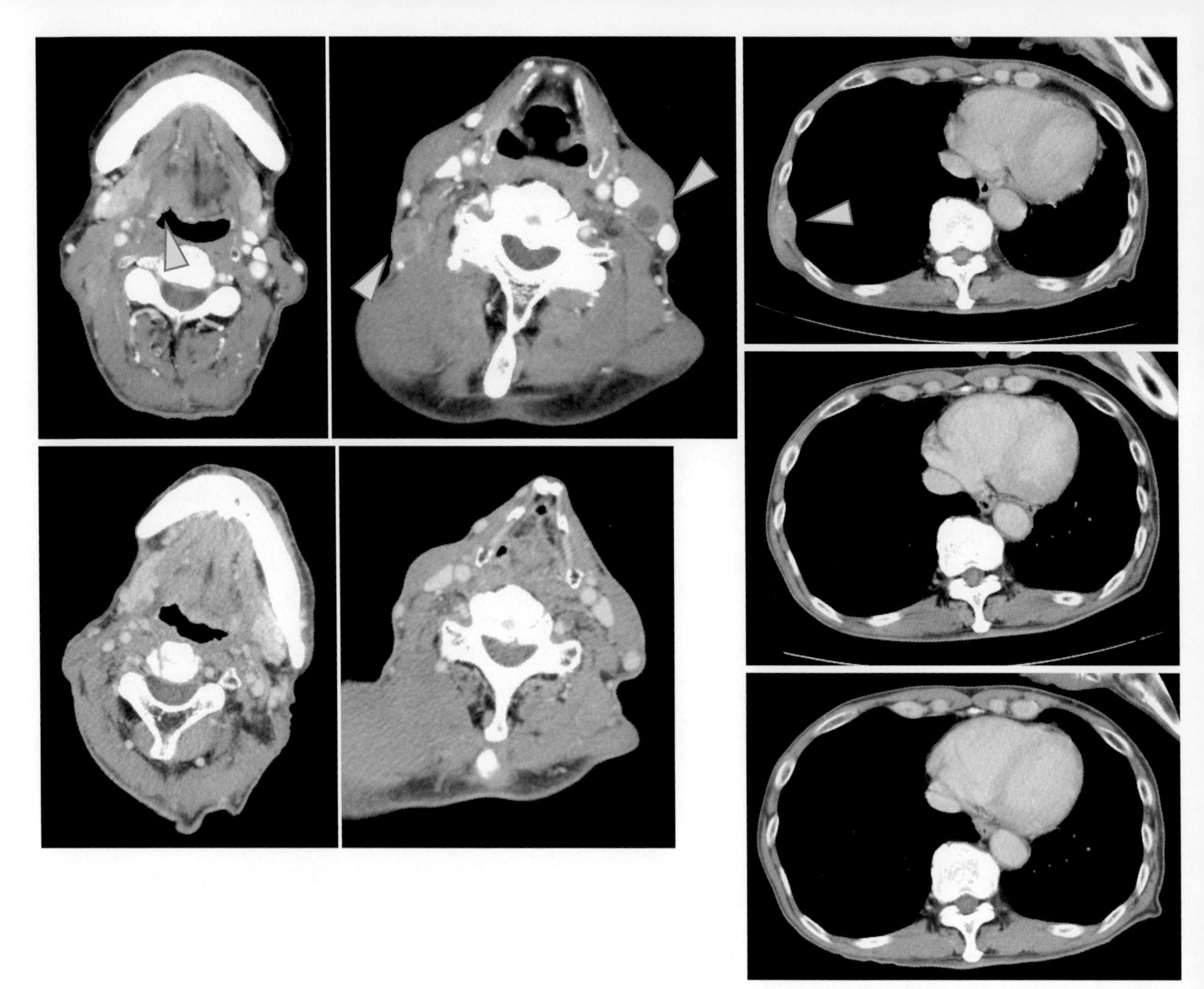

図 1. 症例 1
a ：頸部 CT(初診時). 原発病変と両側頸部リンパ節転移(矢印)
b ：頸部 CT(化学放射線治療後)
c ：胸部 CT(化学放射線治療後). 肋骨転移を確認(矢印)
d ：胸部 CT(ニボルマブ投与 10 回後)
e ：胸部 CT(ニボルマブ投与 24 回後)

34.0%, irAE が出現した群の 1 年 OS は 52.6%であり, irAE が出現した群の 1 年 OS は有意に良好であった($P=0.04$). PFS に関しては, irAE が出現していない群の 1 年 PFS が 24.3%, irAE が出現した群の 1 年 PFS が 30.9%で, 有意差は認めなかった($P=0.29$).

症例報告

症例 1：ニボルマブが著効した症例(プラチナ抵抗性)

64 歳, 男性. 中咽頭癌(前壁) T1N2cM0, Stage ⅣA(UICC 第 7 版)
病理組織型：扁平上皮癌 p16 陽性
PD-L1 発現率：5%
初診時頸部 CT(図 1-a)

【治療経過】 導入化学療法として TPF(ドセタキセル・シスプラチン・5-FU)を行った後にシスプラチン併用放射線治療(70 Gy)を施行した. 治療終了から 1.5 ヶ月後の頸部 CT で, 原発病変と頸部リンパ節は消失し, CR 判定であった(図 1-b). しかし, 胸部 CT で右肋骨に骨破壊を伴う新規転移病変が出現した(図 1-c). 同部位を CT ガイド下で生検し, 扁平上皮癌(中咽頭癌からの転移)の診断であった.

シスプラチンの最終投与日から2ヶ月後に生じた新規遠隔転移病変であることから，プラチナ抵抗性と考え，治療方針としてニボルマブを選択した．

【ニボルマブ投与後】 ニボルマブ投与10回後の胸部CTで肋骨転移は消失した(図1-d)．ニボルマブ投与24回後の胸部CTでもCRは継続していた(図1-e)．現在，2年以上経過をしているが，再発はみられず，QOLも維持しながらニボルマブを継続中である．

症例2：ニボルマブが著効した症例(プラチナ感受性)

70歳，男性．下歯肉癌　T4aN2bM0 StageⅣA
病理組織型：扁平上皮癌
PD-L1発現率：30%

【治療経過】 初回治療として，下歯肉癌切除，左頸部郭清術，遊離腹直筋皮弁による再建術を施行した．術後補助治療としてシスプラチン併用放射線治療(60 Gy)を施行したが，1年後に多発肺転移，骨転移，副腎転移が出現した．パクリタキセル＋セツキシマブによる化学療法を7コース施行したがPD判定であり，ニボルマブへ変更した．

【ニボルマブ投与後】 ニボルマブ投与前の胸部CTを(図2-a)に示す．PS 3(移動はすべて車椅子，1日のほとんどをベッド上で過ごす)であったがニボルマブ投与2回後に，PS 2(歩行可能，経口摂取可能)まで改善した．ニボルマブ投与6回後に胸部CTを施行し，左肺野病変が著明に増大していることが確認された(図2-b)．しかしながら，ニボルマブの投与前から体重は10 kg増加し，PS 0(移動は電車，ゴルフも可能)まで改善した．そのため，pseudoprogressionを想定しニボルマブを継続した．ニボルマブ投与14回後の胸部CTで肺野の陰影は縮小していた(図2-c)．その後もニボルマブを2年間継続し終了となったが，2年間投与後に中止としているが，QOLも維持しながら経過観察である．

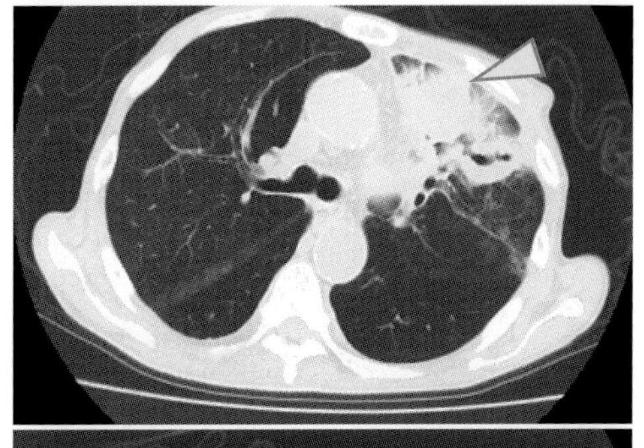
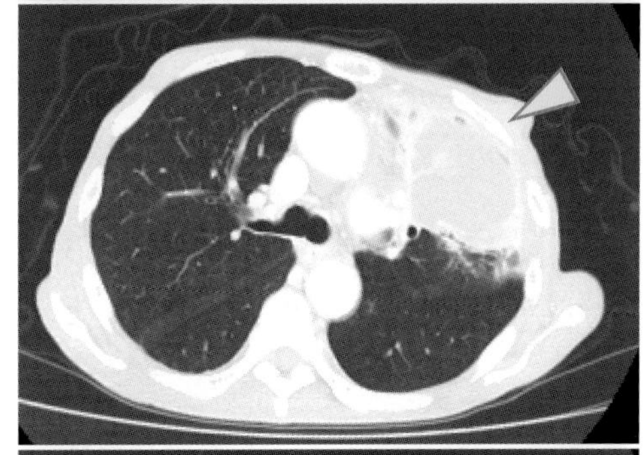
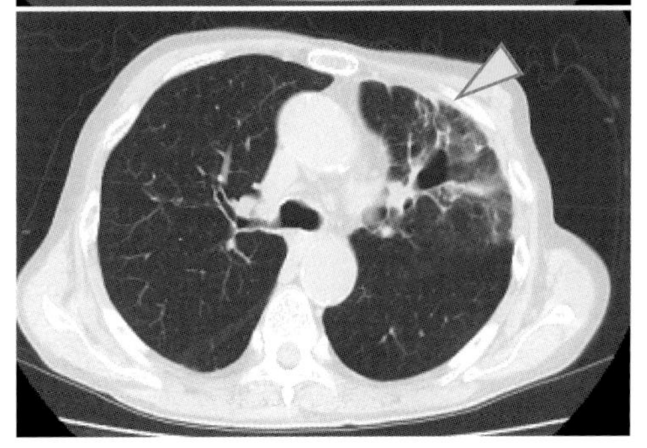

a
b
c

図2． 症例2
a：胸部CT(ニボルマブ投与前)
b：胸部CT(ニボルマブ投与6回後)
c：胸部CT(ニボルマブ投与14回後)

症例3：irAE(副腎機能不全)の症例

61歳，男性．舌癌　T4aN0M0 StageⅣAおよび下咽頭癌　T3N2bM0 StageⅣA
病理組織型：扁平上皮癌
PD-L1発現率：60%

【治療経過】 初回治療としてシスプラチン併用放射線治療(70 Gy)を施行した．舌癌・下咽頭癌ともにCRとなった．しかし，8ヶ月後に舌根部に再発し，舌亜全＋喉頭全摘出，右頸部郭清，遊離腹直筋皮弁による再建術を行った．初回治療から1年後に再々発を認めた．そのため，EXTREMEレジメン(シラプラチン/5-FU/セツキシマブ)を行ったが3コース後にPD判定となり(図3-

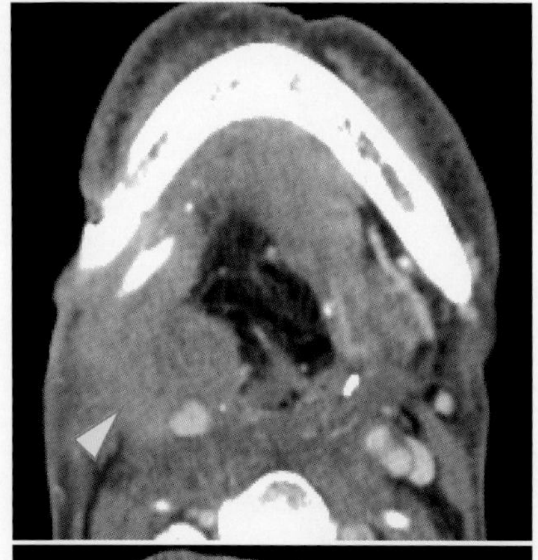
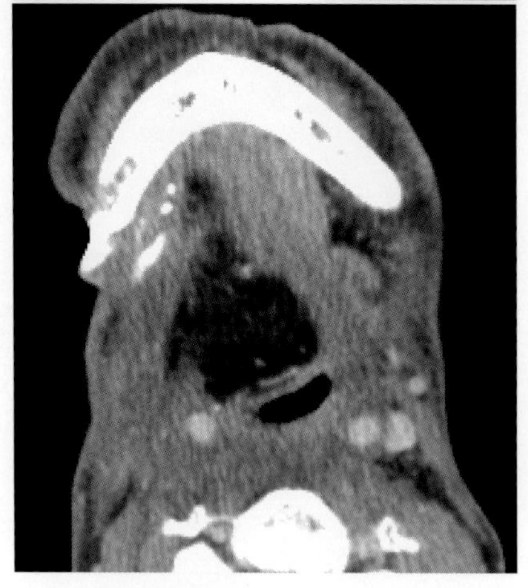

a
b

図 3. 症例3
a：頸部CT(ニボルマブ投与前)
b：頸部CT(ニボルマブ投与5回後)

a)，ニボルマブへ変更した．

【ニボルマブ投与後】 ニボルマブ投与5回後の評価ではPR判定であった(図3-b)．ニボルマブ投与8回後から5日目に歩行困難をきたすほどの著明な倦怠感が出現した．身体所見では体温37.3℃，心拍数118回/分，血圧88/57 mmHg，酸素飽和度97%であった．血液検査では，白血球数5900/μl，好酸球2.7%，血清ナトリウム値135 mEq/l，CRP 0.6 mg/dl，TSH 10.8 μIU/mlであり，歩行困難な倦怠感の原因は同定できなかった．副腎皮質ホルモン関連の血液検査を追加し，ACTH 2.8 pg/ml，コルチゾール0.2 μg/dlと両者の低下を認め，下垂体・副腎機能不全と診断した．ヒドロコルチゾンを3日間点滴投与したところ，倦怠感は著明に改善した．副腎皮質ホルモン製剤を漸減投与とし，これに伴いコルチゾール値も改善したが，ACTH値は改善せず，ヒドロコルチゾンは減量し継続投与とした．MRIで下垂体腫大などの異常所見はみられず，障害部位診断のため負荷試験を行った．ACTH負荷試験では，コルチゾールの値は上昇し有意な所見をみられなかった．一方，corticotropin-releasing hormone (CRH)負荷試験ではACTH値とコルチゾール値の上昇を認めなかった．また，その他下垂体ホルモンに異常を認めなかった．以上より，ニボルマブによるirAEで，ACTH単独欠損による下垂体性副腎皮質機能低下症と診断した．内分泌内科医と相談し，ヒドロコルチゾン内服下でニボルマブ継続投与は可能と判断した．現在もヒドロコルチゾンを内服しながらニボルマブを48コース投与しているが，PR継続中である[5]．

症例4：irAE(間質性肺炎)の症例

62歳，男性．下咽頭癌　T4aN1M0 StageⅣA
病理組織型：扁平上皮癌
PD-L1発現率：45%

【治療経過】 導入化学療法としてTPF(ドセタキセル・シスプラチン・5-FU)を行った後にセツキシマブ併用放射線治療(70 Gy)を施行した．しかし，4ヶ月後に再発をきたし，咽頭喉頭全摘出，両側頸部郭清，遊離空腸＋有茎大胸筋皮弁による再建術を行った．再建手術から3ヶ月後に多発肺転移がみられ，EXTREMEレジメン(シラプラチン/5-FU/セツキシマブ)を6コース施行しCRとなった．セツキシマブのメンテナンスを24コース施行したがPDとなり(図4-a)，ニボルマブへ変更した．

【ニボルマブ投与後】 ニボルマブ投与6回後のCTでは，肺転移病変の1病変のみが増大していたが，その他の病変は縮小していた(図4-b)．Pseudoprogressionを想定しニボルマブを継続とした．ニボルマブ投与15回後のCTでは肺転移病変は消失していたが(図4-c)，すりガラス陰影が出現し(図4-d)，呼吸器内科へコンサルトした．聴診では異常はみられず，発熱や呼吸苦などもみられなかった．血液検査では，WBC 4600/μl，

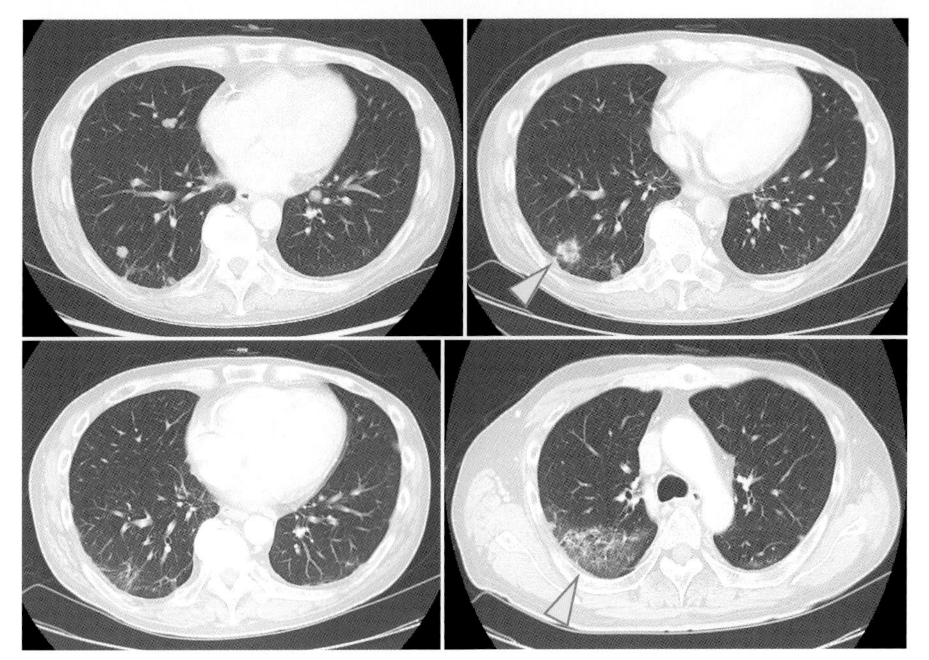

図 4. 症例 4

a|b
c|d

a：胸部 CT(ニボルマブ投与前)
b：胸部 CT 胸部 CT(ニボルマブ投与 6 回後). 右肺転移の増大(矢印)
c：胸部 CT(ニボルマブ投与 15 回後). 肺転移消失
d：胸部 CT(ニボルマブ投与 15 回後). すりガラス陰影出現(矢印)

CRP＜0.3 mg/d*l*, KL-6 490 U/m*l*, SP-D 93.2 ng/m*l* であった. Grade 1 の間質性肺炎を疑いニボルマブを休薬したが陰影は改善せず, プレドニン内服を開始した. プレドニン内服により陰影は軽快し, ニボルマブを再開し継続中である.

症例 5：irAE(皮膚障害)の症例

76 歳, 男性. 喉頭癌　T4aN0M0 StageⅣA
舌癌　T4aN1M0 StageⅣA
病理組織型：扁平上皮癌
PD-L1 発現率：20%

【治療経過】 喉頭癌(下咽頭進展)StageⅣA に対して咽頭喉頭全摘出, 両側頸部郭清, 遊離空腸再建術を施行した. 術後 7 年経過し, 舌癌 StageⅣA と診断された. 舌亜全摘＋腹直筋皮弁による再建術を施行した後に, シスプラチン併用放射線治療(60 Gy)を施行した. シスプラチン最終投与日から 3 ヶ月後に頸部再発と肺転移がみられ, ニボルマブを開始した.

【ニボルマブ投与後】 ニボルマブの初回投与から 7 日目に手足と体幹に皮疹が出現した(図 5-a). 皮膚科へコンサルトし, 四肢伸側に 1 cm 大の紅斑がみられ瘙痒感を伴っていた. 中毒疹の診断で外用薬を併用しニボルマブは継続と診断された. その後も皮疹は増悪し, 皮膚科で他剤の薬疹や類天疱瘡などを疑い精査したが改善はみられなかった(図 5-b, c). ニボルマブ投与 4 回後, ニボルマブによる Grade 3 の斑状丘疹状皮疹と診断され, プレドニンを開始した. プレドニン開始から 4 日後には皮疹の発赤は退色傾向であり, 14 日後にはさらに皮疹の改善がみられた(図 5-d). プレドニンを継続しながらニボルマブを投与していたが, 頸部 CT で頸部再発病変が PD となり 7 コースで終了となった. その後, パクリタキセル＋セツキシマブを 2 コース投与したがベスト・サポーティブ・ケアを希望され転院となった.

おわりに

ニボルマブを投与した再発・転移頭頸部癌の症例を 5 例提示した. 従来の化学療法と異なる irAE の初期症状を見逃さないことが重要である.

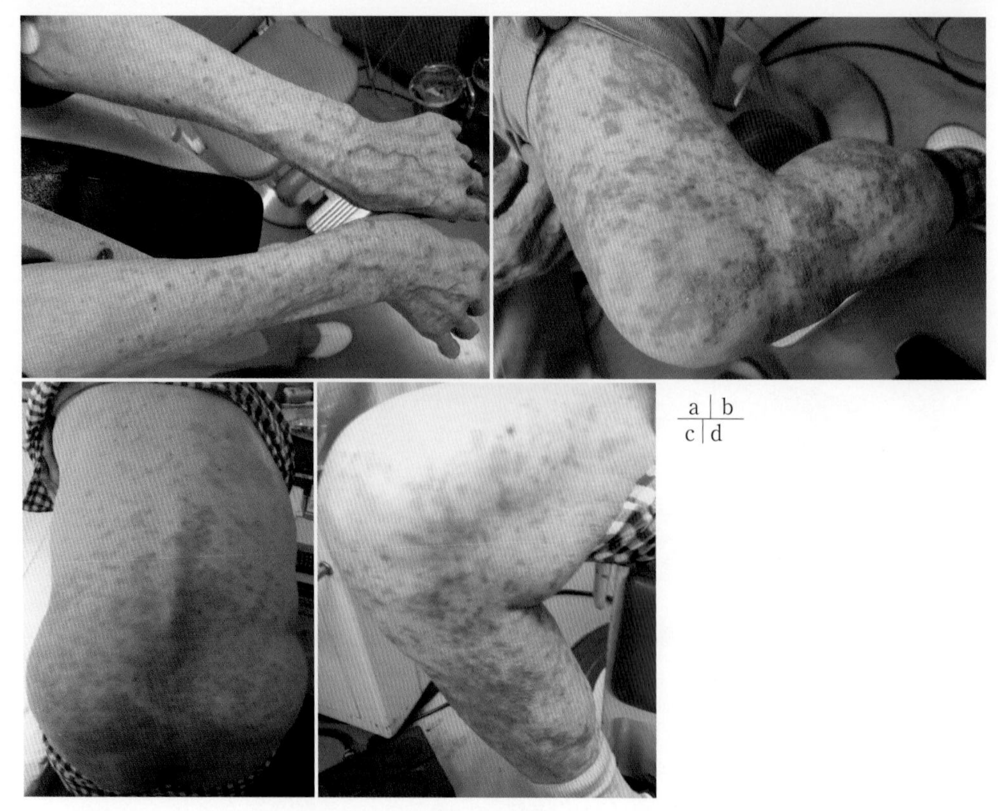

図 5. 症例5
a：斑状丘疹状皮疹：上肢(ニボルマブ投与1回後)
b：斑状丘疹状皮疹：下肢(ニボルマブ投与4回後)
c：斑状丘疹状皮疹：背部(ニボルマブ投与4回後)
d：斑状丘疹状皮疹：下肢(プレドニン開始後)

参考文献

1) Ferris RL, Blumenschein G Jr, Fayette J, et al：Nivolumab for Recurrent Squamous-Cell Carcinoma of the Head and Neck. N Engl J Med, **375**：1856-1867, 2016.
2) Nishikawa M, Goshima A, Owaki H, et al：Nivolumab-Induced Recurrence of Rheumatoid Arthritis in a Patient with Metastatic Gastric Adenocarcinoma. Clinical Drug Investigation, **39**(12)：1-4, 2019.
3) Hori R, Shinohara S, Kojima T, et al：Real-World Outcomes and Prognostic Factors in Patients Receiving Nivolumab Therapy for Recurrent or Metastatic Head and Neck Carcinoma. Cancers, **11**, 2019.
4) Okamoto I, Sato H, Kondo T, et al：Efficacy and safety of nivolumab in 100 patients with recurrent or metastatic head and neck cancer-a retrospective multicentre study. Acta Otolaryngol, **139**：918-925, 2019.
5) Hihara K, Sato H, Okamoto I, et al：Pituitary-adrenal dysfunction caused by nivolumab for head and neck cancer. Auris Nasus Larynx, **46**：896-901, 2019.
Summary 奏効率や生存率に関するリアルワールドで報告された結果はCheckMate-141とおおよそ同程度である.

MB ENT, 246：47-51, 2020

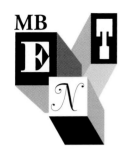

◆特集・頭頸部癌免疫療法の最前線

頭頸部癌の化学療法と免疫療法の最適化

佐野大佑[*1]　折舘伸彦[*2]

Abstract　根治治療の対象とならない再発・転移性頭頸部扁平上皮癌に対する現在の標準的な一次治療はCDDP＋5FU療法(PF療法)にセツキシマブを加えた，いわゆるEXTREMEレジメンである．さらに，プラチナ製剤使用歴のある再発・転移性頭頸部癌に対してニボルマブが近年本邦でも承認された．EXTREMEレジメンはプラチナ製剤を含むため，再発・転移性頭頸部扁平上皮癌に対する薬物療法における化学療法と免疫療法の最適化にはプラチナ抵抗性の判断が重要となる．さらに，比較的低い奏効率，奏効するまでやや時間を要するといった免疫阻害薬が有する特徴や，免疫阻害薬に特有の免疫関連有害事象なども考慮し，化学療法と免疫療法の最適化を図る必要がある．

Key words　再発・転移性頭頸部扁平上皮癌(recurrent/metastatic squamous cell carcinoma of the head and neck；R/M SCCHN)，EXTREMEレジメン(EXTREME regimen)，セツキシマブ(cetuximab)，ニボルマブ(nivolumab)，プラチナ抵抗性(platinum-refractory)

はじめに

根治治療の対象とならない再発・転移性頭頸部扁平上皮癌(recurrent/metastatic squamous cell carcinoma of the head and neck；R/M SCCHN)に対しては，生活の質を維持した延命を目的とした薬物療法が行われている．現在，その第一選択として推奨されているレジメンは，いわゆるEXTREME試験でその効果が示されたプラチナ製剤＋5-FU＋セツキシマブ(EXTREMEレジメン)である．さらに，2017年3月にプラチナ製剤使用歴のある再発・転移性頭頸部癌に対するニボルマブの使用が本邦でも承認されたのは記憶に新しい．このように近年薬物療法の選択肢が増えているR/M SCCHNに対して，化学療法と免疫療法をどのように使い分けていくべきかについて本稿では述べたい．

再発・転移性頭頸部扁平上皮癌に対するEXTREMEレジメン

根治手術や根治的放射線治療の適応がないR/M SCCHN症例に対して，生存期間の延長と生活の質の改善を得ることを目的に，長い間CDDP＋5FU療法(PF療法)が標準的な一次治療として認識されてきたが[1]，その治療成績は十分とはいえないものであった．

このような背景のもと，PF療法にセツキシマブ(Cmab)の上乗せ効果を検証する国際共同第Ⅲ相ランダム化比較試験，いわゆるEXTREME試験が行われた．同試験ではPFレジメンで使用されるプラチナ製剤はシスプラチンの他にカルボプラチンも許容され，PFレジメンを最大6サイクルまで投与可能で，PF療法＋Cmabでは PF療法が終了後も病勢進行または許容できない副作用が認められるまでCmab単剤の投与が継続されるデザインで行われた．その結果，EXTREMEレジメ

*1 Sano Daisuke，〒236-0004 神奈川県横浜市金沢区福浦3-9　横浜市立大学耳鼻咽喉科・頭頸部外科，講師
*2 Oridate Nobuhiko，同，教授

表 1. R/M SCCHN に対するレジメン

	EXTREME 試験[2]	GORTEC 2008-03 試験[5]	Hitt 試験[6]	CSPOR-HN02 試験[7]	CheckMate-141 試験[8] *
レジメン	シスプラチン/カルボプラチン＋5-FU＋Cmab	シスプラチン＋ドセタキセル＋Cmab	Weekly パクリタキセル＋Cmab	パクリタキセル＋カルボプラチン＋Cmab	ニボルマブ
奏効率	36.0%	44.0%	54.0%	37.8%	13.3%
全生存期間中央値	10.1ヶ月	14ヶ月	8.1ヶ月	14.7ヶ月	7.5ヶ月
無増悪生存期間中央値	5.6ヶ月	6.2ヶ月	4.2ヶ月	5.2ヶ月	2.5ヶ月

*プラチナ抵抗性切除不能 R/M SCCHN が対象

ン群が PF 療法群と比較して有意に全生存期間(10.1ヶ月 vs. 7.4ヶ月), 無増悪生存期間(5.6ヶ月 vs. 3.3ヶ月)を延長し, 奏効率(36% vs. 20%)が高いことが示された[2]. 現在, この EXTREME レジメンが R/M SCCHN に対する一次治療として各ガイドラインで推奨されており[3], 本邦でも2012年に頭頸部癌治療に Cmab が保険収載されて以来, 実臨床でも R/M SCCHN に対する一次治療レジメンとして用いられている[4]. また, 同試験のサブグループ解析では PF レジメンで使用されるプラチナ製剤別の対比が行われており, カルボプラチン使用群での Cmab の全生存期間の上乗せ効果が明らかではなく(無増悪生存期間ではシスプラチン使用群, カルボプラチン使用群ともに Cmab の上乗せ効果あり), また奏効率もシスプラチン使用群でより高い結果であったため, 可能であればシスプラチン併用を優先する, とされている.

PF 療法以外の化学療法レジメンにおける Cmab 併用効果については複数の単アームの試験結果が報告されている(表 1). R/M SCCHN に対する一次治療としてのシスプラチン＋ドセタキセル＋Cmab レジメンの有効性を検証する多施設第Ⅱ相試験(GORTEC 2008-03 試験)では, 全生存期間 14ヶ月, 無増悪生存期間 6.2ヶ月, 奏効率 44% であった[5]. また, R/M SCCHN に対する一次治療としての Weekly パクリタキセル＋Cmab レジメンの有効性を検証する第Ⅱ相試験(いわゆる Hitt 試験)では, 全生存期間 8.1ヶ月, 無増悪生存期間 4.2ヶ月, 奏効率 54% であった[6]. さらに, 本邦で行われた R/M SCCHN に対する一次治療としてのパクリタキセル＋カルボプラチン＋Cmab レジメンの有効性を検証する第Ⅱ相試験(CSPOR-HN02 試験)では, 全生存期間 14.7ヶ月, 無増悪生存期間 5.2ヶ月, 奏効率 37.8% であった[7]. これらのレジメンは EXTREME レジメンとの直接比較がなされておらず, 2018 年版頭頸部癌診療ガイドラインにおいても推奨グレードは C2,「患者の状況と有効性と安全性の報告を考慮して選択してもよい」という記載にとどまっている[4]が, プラチナ製剤や 5-FU の投与が困難な症例に対する治療の選択肢として考慮される.

再発・転移性頭頸部扁平上皮癌に対する免疫阻害薬

2019 年 11 月現在, R/M SCCHN に対する免疫阻害薬として本邦で承認されているのは, ヒト型 IgG4 抗 PD-1 抗体であるニボルマブのみである. ニボルマブの開発経緯や臨床試験の詳細については他稿に譲るが, プラチナ抵抗性の切除不能 R/M SCCHN において, 治験医師選択単剤治療(メトトレキサート, ドセタキセル, もしくは Cmab)と比較することでニボルマブの有効性を検証するランダム化第Ⅲ相試験(CheckMate-141 試験[8])の結果に基づくものである. 同試験におけるプラチナ抵抗性の定義は根治的もしくは術後治療として行われたプラチナ併用放射線療法, あるいは R/M SCCHN に対する一次治療としてのプラチナ併用化学療法後 6ヶ月以内に再発・増悪した患者であり(図 1), 過去にランダム化比較試験で生存期間を改善する薬剤は報告されていない, 予後が不良な母集団を対象とした試験といえる. その結果, ニボルマブ群が治験医師選択単剤治療群と比較して有意に全生存期間(7.5ヶ月 vs. 5.1ヶ月)を延長

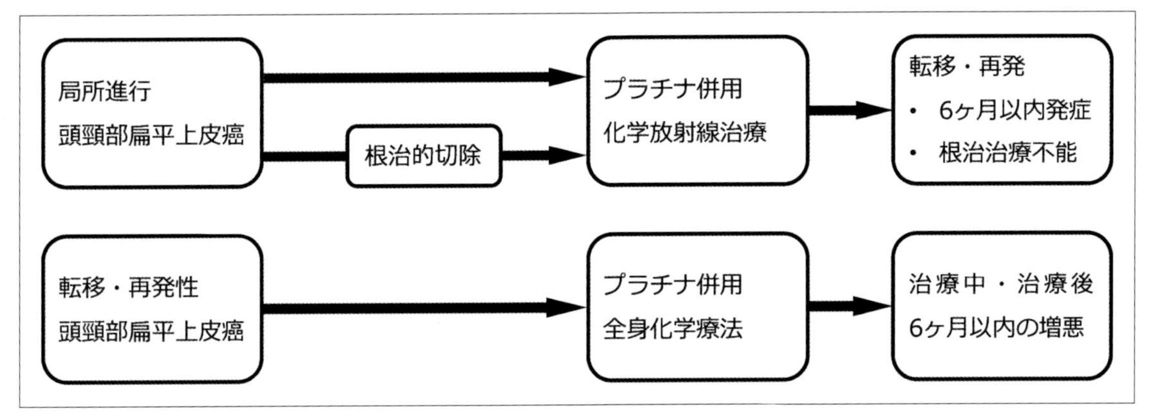

図 1. プラチナ抵抗性の定義
（文献 15 より引用）

し，奏効率（13.3% vs. 5.8%）が高いことが示された[8]．ニボルマブの治験医師選択単剤治療群に対する治療効果の優位性は 2 年のフォローアップデータでも確認されている[9]．以上の結果から，ニボルマブはプラチナ抵抗性 R/M SCCHN 症例に対する治療として認識され，2018 年版頭頸部癌診療ガイドラインにおいても推奨グレード B，「ニボルマブはプラチナ抵抗性頭頸部扁平上皮癌に対して有用であり，その使用が勧められる.」と記載されている[4]．また，当初は他がん腫と同じように腫瘍検体における PD-L1 発現の有無がニボルマブの効果予測に有用と思われていたものの，R/M SCCHN においては前述の長期フォローアップデータで PD-L1 陰性例に対してもニボルマブに一定の効果が認められることが示され，今後 R/M SCCHN に対する免疫療法の効果予測バイオマーカーの開発が待たれる．本邦の実臨床においてはプラチナ抵抗性 R/M SCCHN における一次治療，またはプラチナ非抵抗性 R/M SCCHN における二次治療以降の治療として現在ニボルマブは用いられている．

化学療法と免疫療法の使い分け

前述のように R/M SCCHN に対する薬物療法の第一選択は EXTREME レジメンであるが，プラチナ抵抗性症例に対してはプラチナ製剤を含む EXTREME レジメンの効果は乏しいと考えられる．実際，関西医科大学附属病院と当院において一次治療として EXTREME レジメンによる治療を行った R/M SCCHN 症例の治療効果を後ろ向きに観察したところ，プラチナ抵抗性症例はプラチナ非抵抗性症例と比較して有意に予後不良であった[10]．このように R/M SCCHN に対する薬物療法を選択する際には，まずプラチナ抵抗性の判断を適切に行うことが重要と考える．では，プラチナ抵抗性 R/M SCCHN に対して全例でニボルマブを投与すべきか，という点についてはニボルマブが有する特徴を鑑みて判断する必要があるといえるだろう．

CheckMate-141 試験におけるアジア人母集団 23 例を検証したサブグループ解析[11]では，アジア人母集団における奏効率が 26.1%（そのうち日本人 18 例の奏効率は 22.2%）であったが，CheckMate-141 試験全体における奏効率は 13.3%と決して高くなく，またニボルマブが奏効するまでの期間の中央値が 2.1 ヶ月（上記アジア人集団でも 2.5 ヶ月）と，ニボルマブは腫瘍縮小効果を得るまでやや時間を要する薬剤といえる．また，R/M SCCHN 症例に対する免疫阻害薬投与中の hyperprogression は局所頸部再発症例でより認めやすいという報告もあり[12]，特に腫瘍の増悪速度が早い，もしくは非常に大きな腫瘍量を有する R/M SCCHN 症例では，より奏効率が高いレジメンの選択を要する可能性がある．

さらに，免疫阻害薬を用いた治療には同剤に特有の免疫関連有害事象（immune-related adverse event；irAE）に対する適切な管理体制が必要である．プラチナ抵抗性 R/M SCCHN 症例に対する高いエビデンスレベルを有するレジメンはニボルマブ以外には存在しないが，比較的高い奏効率という点で，前述したパクリタキセル＋Cmabは選択肢の1つとして挙げられる．

R/M SCCHNに対する薬物療法として殺細胞性抗がん剤のみが使用可能な時代と比較すると，その選択肢が増えている現在においてはR/M SCCHNに対する一次治療後にbest supportive careに移行する症例数はかなり減少していると予想され，R/M SCCHNに対する一次治療を行う際に二次治療以降についても留意する必要が生じている．例えば，R/M SCCHNに対して一次治療としてEXTREMEレジメンによる治療が行われた際は，二次治療としてニボルマブが選択される症例が多く存在すると予想されるが，一次治療におけるEXTREMEレジメンが過度に長く投与されることで，二次治療でのニボルマブ投与が困難となってしまうようでは患者にとって不利益となる可能性がある．さらに，免疫阻害薬投与中に病勢進行となり投与中止となった症例に対しても，続けて化学療法を行うことで高い奏効を得るという報告が近年多くなされており[13]，現在は三次治療以降についても配慮する必要が生じている．

このように，免疫阻害薬が治療選択の1つとして登場した現在のR/M SCCHNに対する薬物療法においては，一次治療のみならず，二次治療，三次治療を見据えた治療戦略が必要となるうえ，免疫阻害薬投与によって生じうるirAEに対する適切な管理を含めた治療管理が必要となる．再発・転移時の適切な治療選択を通じてR/M SCCHN患者に最大限の利益を還元するため，我々耳鼻咽喉科・頭頸部外科医のみではなく，がん薬物療法専門医をはじめ，内科医，薬剤師，看護師など多職種のチーム医療がより必要な時代といえる．

おわりに

既に米国においてR/M SCCHNに対して承認されているペムブロリズマブ(ヒト化IgG4抗PD-1抗体)にPF療法を加えたレジメン，ペムブロリズマブ単剤と，現在の標準治療であるEXTREMEレジメンの三群を比較する第Ⅲ相試験であるKEYNOTE-048試験の結果が発表された．詳細については他稿を参照されたいが，PF＋ペムブロリズマブが全母集団で，またペムブロリズマブ単剤も条件付きではあるがEXTREMEレジメンの治療効果を上回る結果[14]であり，本邦においてもR/M SCCHNに対する治療として承認されたのは記憶に新しい．このようにR/M SCCHNに対する治療開発が進むにつれて治療の選択肢は拡大していくが，R/M SCCHN患者の予後ならびに生活の質を改善するために，今後も化学療法と免疫療法の最適化が重要である．

文　献

1) Forastiere AA, Metch B, Schuller DE, et al：Randomized comparison of cisplatin plus fluorouracil and carboplatin plus fluorouracil versus methotrexate in advanced squamous-cell carcinoma of the head and neck：a Southwest Oncology Group study. J Clin Oncol, **10**(8)：1245-1251, 1992.

Summary　R/M SCCHNに対するPF/CF療法とメソトレキサートを比較するランダム化試験の結果.

2) Vermorken JB, Mesia R, Rivera F, et al：Platinum-based chemotherapy plus cetuximab in head and neck cancer. N Engl J Med, **359**(11)：1116-1127, 2008.

Summary　R/M SCCHNに対するPF療法にセツキシマブ(Cmab)の上乗せ効果を検証する国際共同第Ⅲ相ランダム化比較試験の結果.

3) NCCN Clinical Practice Guidelines In Oncology. Head and Neck Cancers. Version 3.2019. 2019.

4) 日本頭頸部癌学会(編)：頭頸部癌診療ガイドライン2018年版. 金原出版, 2018.

5) Guigay J, Fayette J, Dillies AF, et al：Cetuximab, docetaxel, and cisplatin as first-line treatment in patients with recurrent or metastatic head and neck squamous cell carcinoma：a multicenter, phase Ⅱ GORTEC study. Ann Oncol, **26**(9)：1941-1947, 2015.

Summary R/M SCCHN に対するシスプラチン＋ドセタキセル＋Cmab レジメンの有効性を検証する多施設第Ⅱ相試験 R/M SCCHN の結果.

6) Hitt R, Irigoyen A, Cortes-Funes H, et al：PhaseⅡ study of the combination of cetuximab and weekly paclitaxel in the first-line treatment of patients with recurrent and/or metastatic squamous cell carcinoma of head and neck. Ann Oncol, **23**(4)：1016-1022, 2012.
Summary R/M SCCHN に対する Weekly パクリタキセル＋Cmab レジメンの有効性を検証する第Ⅱ相試験の結果.

7) Tahara M, Kiyota N, Yokota T, et al：PhaseⅡ trial of combination treatment with paclitaxel, carboplatin and cetuximab(PCE) as first-line treatment in patients with recurrent and/or metastatic squamous cell carcinoma of the head and neck(CSPOR-HN02). Ann Oncol, **29**(4)：1004-1009, 2018.
Summary R/M SCCHN に対するパクリタキセル＋カルボプラチン＋Cmab レジメンの有効性を検証する第Ⅱ相試験の結果.

8) Ferris RL, Blumenschein G Jr, Fayette J, et al：Nivolumab for Recurrent Squamous-Cell Carcinoma of the Head and Neck. N Engl J Med, **375**(19)：1856-1867, 2016.
Summary プラチナ抵抗性の切除不能 R/M SCCHN に対するニボルマブの有効性を検証するランダム化第Ⅲ相試験の結果.

9) Ferris RL, Blumenschein G Jr, Fayette J, et al：Nivolumab vs investigator's choice in recurrent or metastatic squamous cell carcinoma of the head and neck：2-year long-term survival update of CheckMate 141 with analyses by tumor PD-L1 expression. Oral Oncol, **81**：45-51, 2018.
Summary CheckMate-141 試験における 2 年フォローアップの結果.

10) Sano D, Fujisawa T, Tokuhisa M, et al：Real-world Treatment Outcomes of the EXTREME Regimen as First-line Therapy for Recurrent/Metastatic Squamous Cell Carcinoma of the Head and Neck：A Multi-center Retrospective Cohort Study in Japan. Anticancer Res, **39**(12)：6819-6827, 2019.
Summary 実臨床におけるR/M SCCHNに対するEXTREMEレジメンの治療効果.

11) Kiyota N, Hasegawa Y, Takahashi S, et al：A randomized, open-label, Phase Ⅲ clinical trial of nivolumab vs. therapy of investigator's choice in recurrent squamous cell carcinoma of the head and neck：A subanalysis of Asian patients versus the global population in checkmate 141. Oral Oncol, **73**：138-146, 2017.
Summary CheckMate-141 試験におけるアジア人集団を対象としたサブグループ解析結果.

12) Saada-Bouzid E, Defaucheux C, Karabajakian A, et al：Hyperprogression during anti-PD-1/PD-L1 therapy in patients with recurrent and/or metastatic head and neck squamous cell carcinoma. Ann Oncol, **28**(7)：1605-1611, 2017.
Summary 免疫阻害薬による投与中に hyper-progression をきたした R/M SCCHN 症例の報告.

13) Daste A, De-Mones E, Cochin V, et al：Progression beyond nivolumab：Stop or repeat? Dramatic responses with salvage chemotherapy. Oral Oncol, **81**：116-118, 2018.
Summary 免疫阻害薬不応となった R/M SCCHN に対してパクリタキセル投与による著明な腫瘍縮小効果を認めた症例報告.

14) Burtness B, Harrington KJ, Greil R, et al：Pembrolizumab alone or with chemotherapy versus cetuximab with chemotherapy for recurrent or metastatic squamous cell carcinoma of the head and neck(KEYNOTE-048)：a randomised, open-label, phase 3 study. Lancet, **394**(10212)：1915-1928, 2019.
Summary R/M SCCHN に対する，ペムブロリズマブ＋PF 療法，ペムブロリズマブ単剤，EXTREME レジメンの三群を比較する第Ⅲ相試験結果.

15) 清田尚臣：転移・再発頭頸頭頸部がんに対する分子標的薬と免疫チェックポイント阻害薬のエビデンス．日耳鼻，**122**：848-854, 2019.
Summary R/M SCCHN に対する分子標的薬と免疫チェックポイント阻害薬の現状と展望.

MB ENT, 246：53-57, 2020

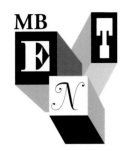

◆特集・頭頸部癌免疫療法の最前線

頭頸部癌の免疫療法の対象は？適応はどのように選択するのか？

小野剛治[*1]　梅野博仁[*2]

Abstract　プラチナ抵抗性再発・転移頭頸部癌は予後が悪く，早期の治療介入が必要である．ニボルマブ療法の効果を最大限に発揮するためには performance status（PS）の良い状態で導入を検討する必要がある．また，ニボルマブは殺細胞性の化学療法と比べると効果が出るまでに時間を要すため，腫瘍の急速な増大，またその腫瘍によりPSの低下をきたしている場合には化学療法を初回治療とすることを検討する．さらに，免疫チェックポイント阻害薬後の化学療法の効果についてもPSが大きく影響するため，ニボルマブの効果を判断し，効果がない症例にはPSの良い状態で化学療法に切り替えるのが良いと考える．

Key words　再発・転移頭頸部癌（recurrent or metastatic head and neck cancer），免疫チェックポイント阻害薬（immune checkpoint inhibitor），ニボルマブ（nivolumab），偽増悪（pseudo-progression），救済化学療法（salvage chemotherapy）

はじめに

再発・転移頭頸部癌に対する治療は2008年に報告された5-Fuを併用したプラチナベースの化学療法に分子標的薬であるセツキシマブ（Cmab）を上乗せする（PF＋Cmab療法）ことで生命予後の延長を証明したEXTREME試験[1]，2016年にはCheckMate-141試験の結果に基づき，免疫チェックポイント阻害薬であるニボルマブ療法の有効性が報告された[2]．さらに，2019年にはKEYNOTE-048試験の結果からペムブロリズマブの有効性が報告され[3]，従来行われていた化学療法が中心であった治療から大きく変遷した．従来の免疫療法といえばがんワクチン療法，樹状細胞療法およびサイトカイン療法など免疫による攻撃を高める治療が中心であった．しかし，近年免疫チェックポイント阻害薬，すなわちがんによるブレーキを解除する免疫療法が目覚ましく発展し，さらに免疫チェックポイント阻害薬との併用薬剤の効果に関する臨床試験が世界中で行われている．現在，本邦において再発・転移頭頸部癌で使用可能な免疫チェックポント阻害薬はニボルマブであり，本稿ではプラチナ製剤治療歴のある症例におけるニボルマブ療法の対象および適応につき述べる．

プラチナ抵抗性の定義と対象，適応症例

頭頸部癌におけるプラチナ抵抗性の定義は卵巣癌，食道癌，大腸癌と同様であり，卵巣癌の場合，4週以内をプラチナ不耐，6ヶ月未満を抵抗性，6～12ヶ月を部分感受性，12ヶ月以降を感受性と定義している[4)～6)]．CheckMate-141試験における対象はプラチナ併用放射線治療，あるいは再発転移頭頸部癌に対する初回治療としてプラチナ製剤の含まれる化学療法後6ヶ月までに腫瘍再発・転移，増悪した症例である．そのため，再発・転移頭頸部癌に対するニボルマブの使用に関して，プラチナ投与歴のない症例，術後補助療法としての使用，さらに化学療法との併用におけるニボルマ

[*1] Ono Takeharu，〒830-0011 福岡県久留米市旭町67　久留米大学耳鼻咽喉科・頭頸部外科学講座，准教授
[*2] Umeno Hirohito，同，教授

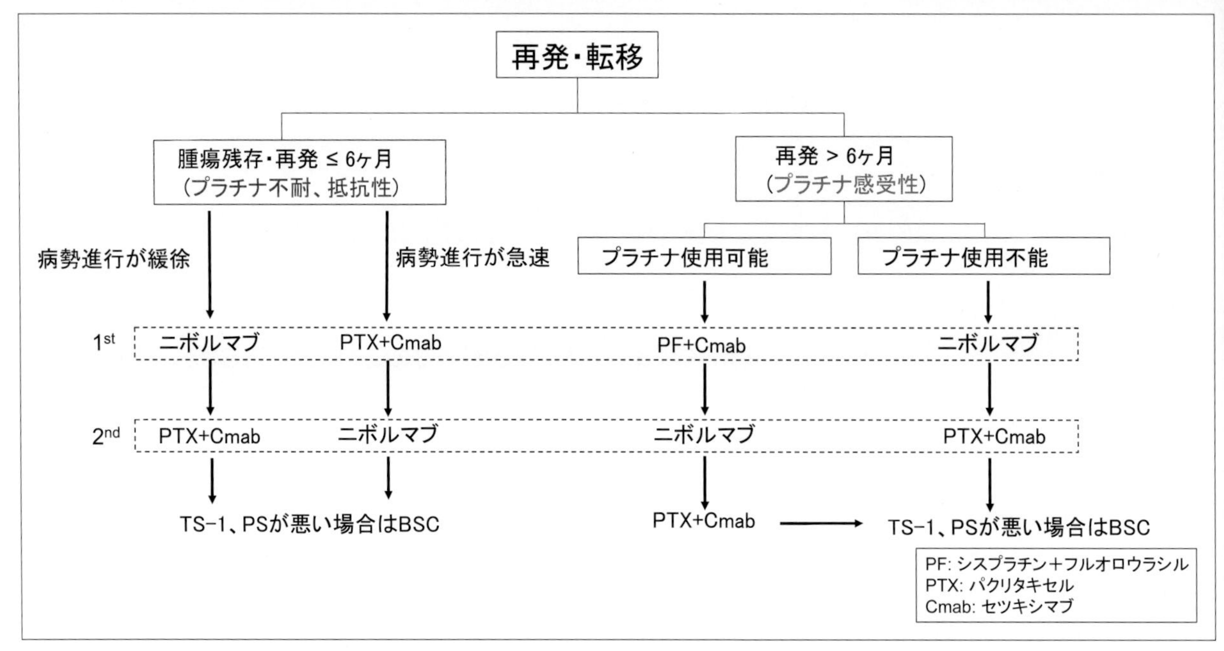

図 1. プラチナ製剤使用後の再発・転移頭頸部扁平上皮癌に対する治療方針

ブの使用は認められていない．そのため，第一選択としてニボルマブ療法を選択する患者対象はプラチナ抵抗性症例となる．

当科における再発・転移頭頸部癌の治療選択

当科のプラチナ製剤使用後，再発・転移頭頸部扁平上皮癌の治療方針を図1に示す．当科ではプラチナ製剤を使用した根治治療終了後の画像評価を2～3ヶ月毎(治療終了後1年間)に行っている．治療終了後の明らかな腫瘍残存病変に対して，遠隔転移がなければ積極的に救済手術を行う方針としているが，救済不能例に対してはプラチナ不耐として積極的に初回治療でニボルマブ療法を行う．基本的には6ヶ月以内の再発・転移症例(プラチナ抵抗性)に対してニボルマブを第一選択としているが，病勢進行が急速，また腫瘍による performance status(PS)悪化がある場合は，早急な腫瘍縮小効果の期待できる殺細胞性抗がん薬であるパクリタキセルを併用したCmab療法(PTX＋Cmab)を初回治療として選択する[7]．初回治療のニボルマブ療法，あるいはPTX＋Cmab療法後に病勢進行(progressive disease；PD)をきたした場合は二次治療としてそれぞれPTX＋Cmab療法，ニボルマブ療法を行う．免疫チェックポイント阻害薬投与後の救済化学療法については，その有効性が報告され高い奏効率を示すことが示されている[8]．また，PSの状態が良いほうが効果を示すことも明らかとなっている．

偽増悪(pseudo-progression)は活性化したリンパ球が腫瘍に浸潤し，まるで腫瘍が増大したように画像でみえる現象である[9]．固形がんにおけるpseudo-progressionの頻度は10％未満であり，頻度は低い[9]．そのため，当科ではpseudo-progressionは考慮せず，腫瘍反応評価をニボルマブ投与開始後8～9週目で行い，PDと評価されれば速やかに二次治療であるPTX＋Cmab療法へ切り替える．

6ヶ月以降の再発，転移症例に対してはプラチナ使用が可能であればEXTREMEレジメン(PF＋Cmab)を初回治療とし，二次治療にニボルマブ療法を選択，三次治療には救済化学療法としてPTX＋Cmab療法を行っている．しかし，前治療による腎機能障害によりプラチナ使用が困難な場合はプラチナ感受性症例であっても，初回治療としてニボルマブ療法を行い，二次治療にPTX＋Cmab療法行っている．二次治療以降は，PSが良ければTS-1の投与を検討するが，悪い場合はbest supportive care(BSC)を行う方針としている．

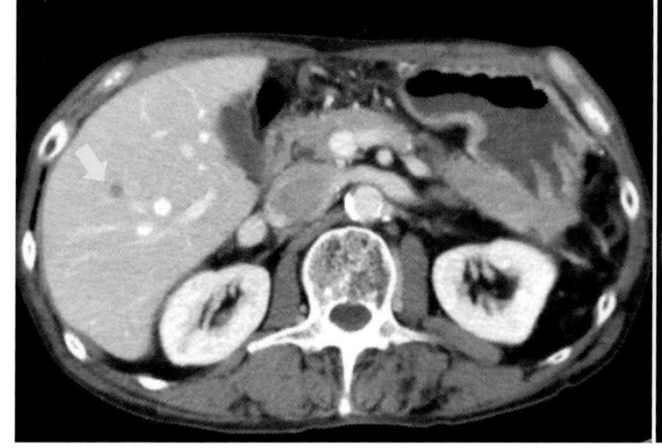

a．治療終了3ヶ月後

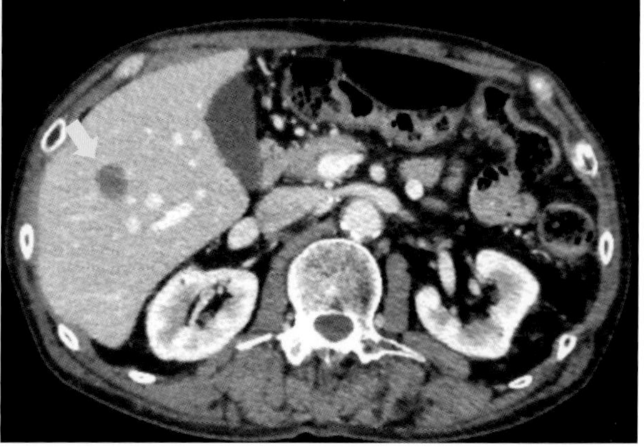

b．治療終了6ヶ月後

図 2．腹部造影CT

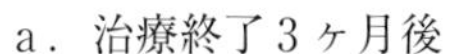

プラチナ抵抗性症例か，感受性症例か？

プラチナ使用根治治療後，6ヶ月以内の再発・転移に対してはプラチナ抵抗性，6ヶ月以降であればプラチナ感受性となる．しかし，治療後の画像評価のタイミング，また間隔によっては感受性症例となり，抵抗性症例となる場合がある．そのため，当科では根治治療終了後から2〜3ヶ月後，6〜7ヶ月後に画像評価を行っており，プラチナ抵抗性か感受性かを明確にしている．以下症例を示す．

症例：70歳，男性

上歯肉扁平上皮癌T4aN2bM0の診断で，201X年Y月からY+2月にかけて選択的CDDP動注化学放射線療法を施行した．外来経過観察でY+5月(治療終了後から3ヶ月後)に造影CTを撮像したが，明らかな再発所見はないと判断した(図2-a)．Y+8月(治療終了後から6ヶ月経過後)の造影CTでは肝の低吸収域が増大しており(図2-b)，肝生検の結果，上歯肉癌の転移であることが判明した．本症例はすでに治療後3ヶ月の造影CTで肝転移が存在していたこととなり，プラチナ抵抗性としてニボルマブ療法を開始した．本症例のように遠隔転移をきたす症例の場合，根治治療後初回の画像評価では転移かどうかの判別が困難である場合があり，短期間で再度画像評価を行うことが必要であると考える．

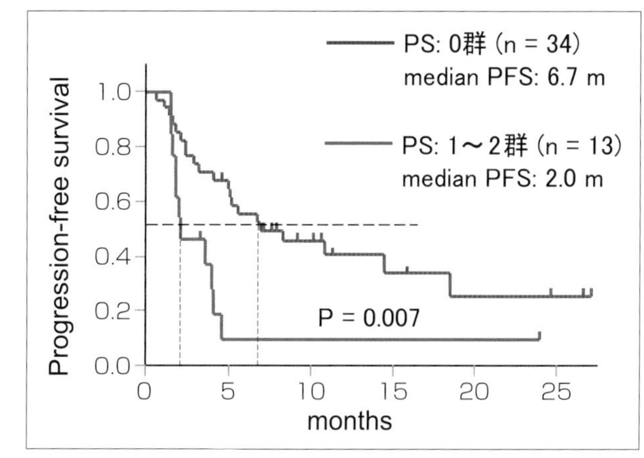

図 3．PS別無増悪生存率

全身状態は免疫療法に影響を与える

免疫療法に影響を与える因子として患者の全身状態が影響することは様々ながん腫で報告されている[10)11)]．当科のニボルマブ投与症例(n=47)の検討(2016年4月〜2019年9月)でPS：0群と1〜2群を比較してprogression-free survival(PFS)は明らかにPS：0群において良好であった(図3)．そのため，ニボルマブ療法の良い適応は全身状態の良好な患者群であり，二次治療でニボルマブを導入する場合は前治療によりPSを悪化させないこと，またPSが悪化する前にニボルマブを導入することが重要であると考えられる．

免疫療法後の化学療法の適応，導入のタイミング

免疫療法後の後治療について多くの施設では殺細胞性のある化学療法を行っているのではないか

表 1. ニボルマブ療法後に化学療法を行った17症例

		n=17(%)
使用薬剤	PTX＋Cmab	16(94)
	PTX	1(6)
PS	0	13(76)
	1	4(24)
最良効果	CR/PR	8(47)
	SD	5(29)
	PD	4(24)
奏効率	CR/PR	8(47)

PTX；パクリタキセル, Cmab；セツキシマブ, PS；performance status, CR；complete response, PR；partial response, SD；stable disease, PD；progressive disease

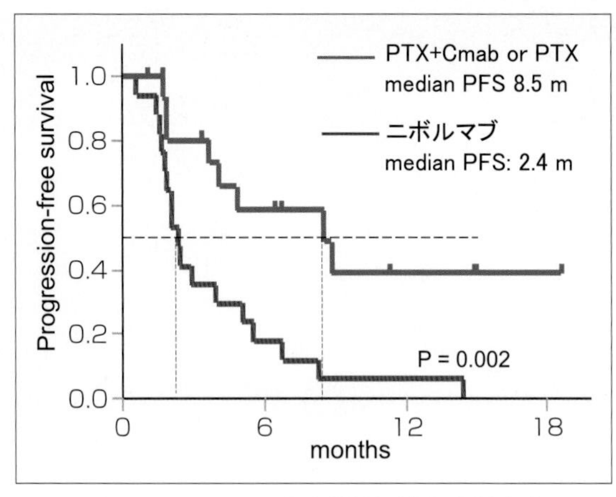

図 4. ニボルマブ療法(前治療)と化学療法(後治療)の無増悪生存率

と考える．当科ではニボルマブ療法後，病勢進行を認めた場合は早期に化学療法を開始する方針とし，ニボルマブ投与後の薬剤としてPTX＋Cmab療法，あるいはPTX単剤療法(Cmab投与ができない症例)を行っている．

2016年4月～2019年9月までにニボルマブ療法後に化学療法を行った症例は17例であり，奏効率は47%であった(表1)．前治療であるニボルマブ療法のPFSの中央値が2.4ヶ月，後治療であるPTX＋CmabあるいはPTX単剤でのPFSの中央値が8.5ヶ月であり有意に延長していた(図4)．Salehらは免疫チェックポイント阻害薬投与後の救済化学療法について，奏効率が約30%と報告し，その有用性を報告している[8]．さらに，救済化学療法後のPFSおよびOSに与える因子として前治療である免疫チェックポイント阻害薬への最良効果レベルと救済化学療法開始時のPSが重要であると報告している[8]．特に，PSは重要な因子と考えられ，この報告からもPSの良い状態で化学療法を行うのがよいと考えられた．免疫チェックポント阻害薬の効果を判断し，できるだけPSの良い状態で化学療法を導入するのが良いと考えられる．

まとめ

プラチナ抵抗性再発・転移頭頸部癌に対する免疫療法(ニボルマブ療法)の対象，適応および当科での治療方針について解説した．PSがニボルマブの効果に影響を与えるため，PSの良い状態でニボルマブの導入を開始する．免疫チェックポイント阻害薬後の救済化学療法の効果についてもPSが大きく影響するため，ニボルマブの効果を判断し，効果がない症例にはPSの良い状態で化学療法に切り替えることを検討することが重要であると考えられた．

参考文献

1) Vermorken JB, Mesia R, Rivera F, et al：Platinum-based chemotherapy plus cetuximab in head and neck cancer. N Engl J Med, **359**：1116-1127, 2008.

2) Ferris RL, Blumenschein G Jr, Fayette J, et al：Nivolumab for Recurrent Squamous-Cell Carcinoma of the Head and Neck. N Engl J Med, **375**：1856-1867, 2016.
Summary ニボルマブはプラチナ抵抗性頭頸部扁平上皮癌に対し，治験医師選択群に対する全生存期間での優越性を示した．

3) Burtness B, Harrington KJ, Greil R, at al：Pembrolizumab alone or with chemotherapy versus cetuximab with chemotherapy for recurrent or metastatic squamous cell carcinoma of the head and neck(KEYNOTE-048)：a randomised, open-label, phase 3 study. Lancet, **394**：1915-1928, 2019.

4) Oronsky B, Ray CM, Spira AI, et al：A brief review of the management of platinum-resistant-platinum-refractory ovarian cancer. Med Oncol, **34**：103, 2017.

5) Machiels JP, Haddad RI, Fayette J, et al：Afatinib versus methotrexate as second-line treatment in patients with recurrent or metastatic squamous-cell carcinoma of the head and neck progressing on or after platinum-based therapy（LUX-Head & Neck 1）：an open-label, randomised phase 3 trial. Lancet Oncol, **16**：583-594, 2015.
6) Saloura V, Cohen EE, Licitra L, et al：An open-label single-arm, phase Ⅱ trial of zalutumumab, a human monoclonal anti-EGFR antibody, in patients with platinum-refractory squamous cell carcinoma of the head and neck. Cancer Chemother Pharmacol, **73**：1227-1239, 2014.
7) Hitt R, Irigoyen A, Cortes-Funes H, et al：Phase Ⅱ study of the combination of cetuximab and weekly paclitaxel in the first-line treatment of patients with recurrent and/or metastatic squamous cell carcinoma of head and neck. Ann Oncol, **23**：1016-1022, 2012.
Summary 再発・転移頭頸部扁平上皮癌に対するセツキシマブ併用パクリタキセル療法はプラチナ禁忌の患者の治療オプションとなる.
8) Saleh K, Daste A, Martin N, et al：Response to salvage chemotherapy after progression on immune checkpoint inhibitors in patients with recurrent and/or metastatic squamous cell carcinoma of the head and neck. Eur J Cancer, **121**：123-129, 2019.
Summary 再発・転移頭頸部扁平上皮癌において, 免疫チェックポイント阻害薬投与後の化学療法は奏効率が30％と高く, 免疫チェックポイント阻害薬が化学療法の感受性を高める.
9) Lauber K, Dunn L：Immunotherapy Mythbusters in Head and Neck Cancer：The Abscopal Effect and Pseudoprogression. Am Soc Clin Oncol Educ Book, **39**：352-363, 2019.
10) Huemer F, Lang D, Westphal T, et al：Baseline Absolute Lymphocyte Count and ECOG Performance Score Are Associated with Survival in Advanced Non-Small Cell Lung Cancer Undergoing PD-1/PD-L1 Blockade. J Clin Med, 8 pii：E1014, 2019.
11) Heppt MV, Heinzerling L, Kähler KC, et al：Prognostic factors and outcomes in metastatic uveal melanoma treated with programmed cell death-1 or combined PD-1/cytotoxic T-lymphocyte antigen-4 inhibition. Eur J Cancer, **82**：56-65, 2017.

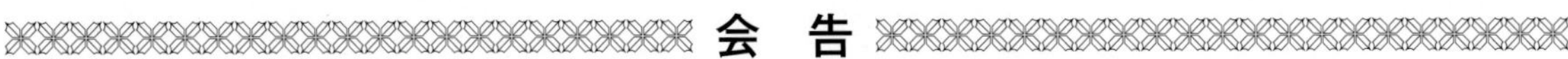

会　告

第65回日本聴覚医学会総会・学術講演会

会　期：2020年10月7日(水)・8日(木)・9日(金)

会　場：ウィンクあいち

〒450-0002　愛知県名古屋市中村区名駅4-4-38

TEL 052-571-6131(代)／FAX 052-571-6132

会　長：曾根　三千彦(名古屋大学医学部耳鼻咽喉科学講座教授)

プログラム：

主題1：聴覚の可塑性―基礎研究から臨床所見まで

主題2：他覚的聴覚検査の応用と評価

他，特別講演，一般演題を予定

演題募集期間：2020年4月8日(水)～6月10日(水)

演題募集の詳細については，第65回日本聴覚医学会総会・学術講演会のホームページ(http://audiology65.umin.jp/)をご覧ください.

【事務局】 名古屋大学医学部耳鼻咽喉科

〒466-8550　愛知県名古屋市昭和区鶴舞町65

TEL 052-744-2323／FAX 052-744-2325

E-mail audiology65@sunpla-mcv.com

MB ENT, 246：59-63, 2020

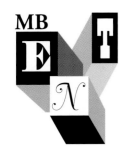

◆特集・頭頸部癌免疫療法の最前線

頭頸部癌免疫療法の治療成績

安松隆治*

Abstract 2017年より本邦でも再発・転移頭頸部癌に対して免疫チェックポイント阻害薬(ICI)であるニボルマブが保険適用となった．これまでは切除不能再発・転移頭頸部癌に対する治療法として，プラチナ製剤＋5-FU＋セツキシマブ併用療法のみが推奨されていたが，プラチナベースの化学療法(放射線併用含む)施行中あるいは施行後に病勢進行した症例にはニボルマブ単剤療法も推奨されるようになり，頭頸部領域の再発・転移扁平上皮癌に対する薬物療法は大きな変化を迎えたといえる．最近の報告によれば，従来の化学療法では病勢制御が困難と考えられてきた再発・転移例においても，ICIによる治療の結果，長期生存する例が散見されるようになっている．

本稿では実臨床におけるニボルマブの使用状況や治療成績，有害事象の発現頻度について後方視的に解析し，適応の根拠となった第Ⅲ相試験であるCheckMate-141試験結果との類似点，相違点を含めて考察，解説する．

Key words 頭頸部癌(head and neck cancer)，免疫療法(immunotherapy)，免疫チェックポイント阻害薬(immune-checkpoint inhibitor)，ニボルマブ(nivolumab)，治療成績(treatment results)

はじめに

2017年3月に本邦においても免疫チェックポイント阻害薬(ICI)であるニボルマブが再発・転移頭頸部癌に対して保険承認された．

承認の根拠となったCheckMate-141試験[1]では，プラチナベースの化学療法施行後6ヶ月以内に再発あるいは転移(プラチナ抵抗性)，すなわち病勢進行をきたした口腔，中・下咽頭，喉頭原発の扁平上皮癌症例を対象としており，治験医師選択治療(IC)群(メトトレキサート：40～60 mg/m^2/週，またはドセタキセル：30～40 mg/m^2/週またはセツキシマブ：初回400 mg/m^2，その後250 mg/m^2/週)との間で，ニボルマブの有効性を直接比較し検討している．その結果，ニボルマブ群ではIC群と比べて有意に生存期間の延長が認められたことを示している．

一方，本邦における保険適用に基づいたニボルマブの対象症例(使用条件)[2]は以下のとおりである．

1) 評価病変を有すること
2) プラチナ製剤による治療歴を有すること
3) 単剤療法として使用すること

本稿では，再発・転移頭頸癌症例に対する当科でのニボルマブ使用状況，治療成績の結果について述べる．

対　象

2017年4月～2019年5月までに，九州大学病院耳鼻咽喉・頭頸部外科にてニボルマブによる治療を行った再発・転移頭頸部癌症例は67例であった(表1)．内訳は男性46例，女性21例，年齢中央

* Yasumatsu Ryuji, 〒812-8582 福岡市東区馬出3-1-1　九州大学医学研究院耳鼻咽喉科学分野，准教授

表 1．症例の内訳

臨床因子		症例数	(%)
性別	男性	46	69
	女性	21	31
年齢		33〜87	中央値 67
原発部位	口腔	19	29
	上咽頭	3	4
	中咽頭	10	15
	下咽頭	12	18
	喉頭	3	4
	鼻副鼻腔	14	21
	外耳道	5	7
	その他	1	1
組織型	扁平上皮癌	65	97
	非扁平上皮癌	2	3
再発時期	6ヶ月以内	57	85
	6ヶ月以上	10	15
PS	0	22	33
	1	32	48
	2 以上	13	19
投与ライン	1	34	51
	2	23	34
	3 以上	10	15
セツキシマブ使用歴	あり	34	51
	なし	33	49
irAE	あり	23	34
	なし	44	66
最良治療効果	CR	6	9
	PR	10	15
	SD	20	30
	PD	31	46

値は67歳(33〜87歳)で，原発部位は，口腔19例，上咽頭3例，中咽頭10例，下咽頭12例，喉頭3例，副鼻腔14例，外耳道5例，その他1例で，このうち65例が扁平上皮癌であった．全体の85%(57例)が一次治療後6ヶ月以内に再発(プラチナ抵抗性)をきたした症例であったが，15%は治療後6ヶ月以上を経過した，いわゆるプラチナ感受性に該当する症例であった．投与時のPS(performance status)は0，1が54例(81%)を占めていた．一次治療後のニボルマブ投与lineは，1st lineが34例，2nd line以降が33例であった．ニボルマブ投与量は3 mg/kgとし，2週間に1回投与を行った．治療効果判定は2〜3ヶ月毎にCT，MRIのなどの画像検査を行い，Response Evaluation Criteria in Solid Tumors(RECIST)に従って行った．生存率はKaplan-Meier法を用いて算出した．

結　果

1．治療成績

最良治療効果として，complete response(CR)6例(9%)，partial response(PR)10例(15%)，stable disease(SD)20例(30%)，progressive disease(PD)31例(46%)で，客観的奏効率(ORR)は24%，病勢制御率(DCR)は54%であった．また，全体の1年全生存率(OS)は44.8%，1年無増悪生存率(PFS)は16.5%であった(図1)．各臨床因子別では，PS0，1の症例はPS2以上の症例と比較してOS，PFSともに有意に良好な結果であった(図2)．また，プラチナ感受性症例は抵抗性症例と比べると，有意差は認めないもののOSが良い傾向であった(図3-a)．一方，セツキシマブの投与歴の有無別ではOSに差は認めなかった(図3-b)．部位別のORRについて，上咽頭癌では他部位と比較して高い結果であった(図4)．

2．免疫関連有害事象(irAE)

67例中23例(24%)に認められ，このうち3例は再投与が不可能であった(表2)．一方で，irAEを認めた症例のOS，PFSはともに良好な結果であった(図5)．

CheckMate-141 試験結果との比較

実臨床においては，投与条件を満たせば上咽頭，鼻副鼻腔，外耳道あるいは非扁平上皮癌に対してもニボルマブを使用することが可能である．実際，我々の施設でもプラチナ使用歴を有する上咽頭，鼻副鼻腔，外耳道扁平上皮癌症例や唾液腺癌(非扁平上皮癌)症例に対してもニボルマブを投与している．その結果，上咽頭癌においては，過去の報告と同様に他の部位と比較して高い有効性が認められた．全体のORRについて，CheckMate-141試験では13.3%であったが，今回の検討では24%であり，CheckMate-141試験アジア人解析結果(26.1%)[3]と同様に良好な結果であっ

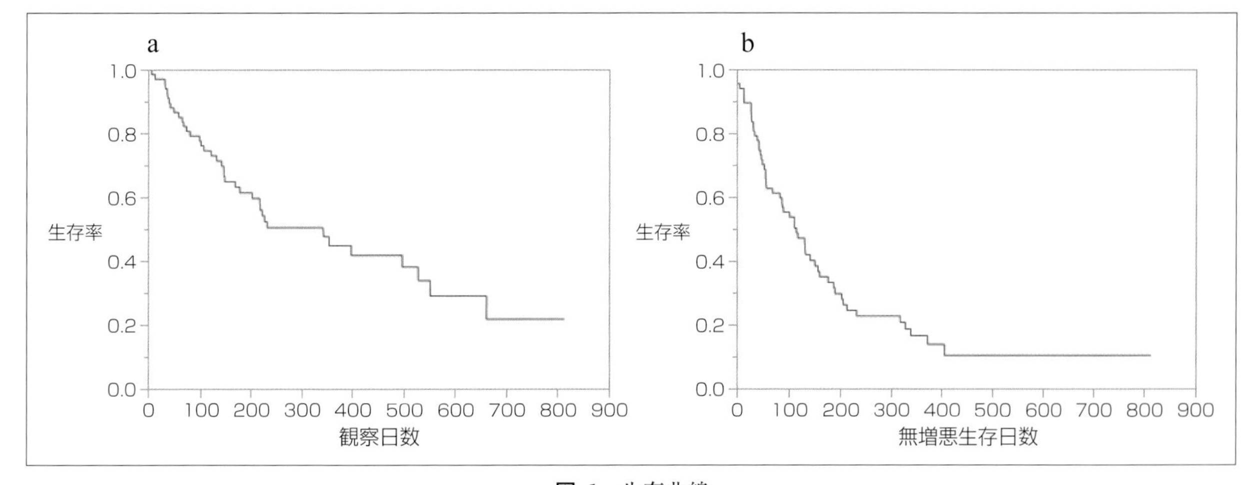

図 1. 生存曲線

a：全生存曲線．1年 OS：44.8％

b：無増悪生存曲線．1年 PFS：16.5％

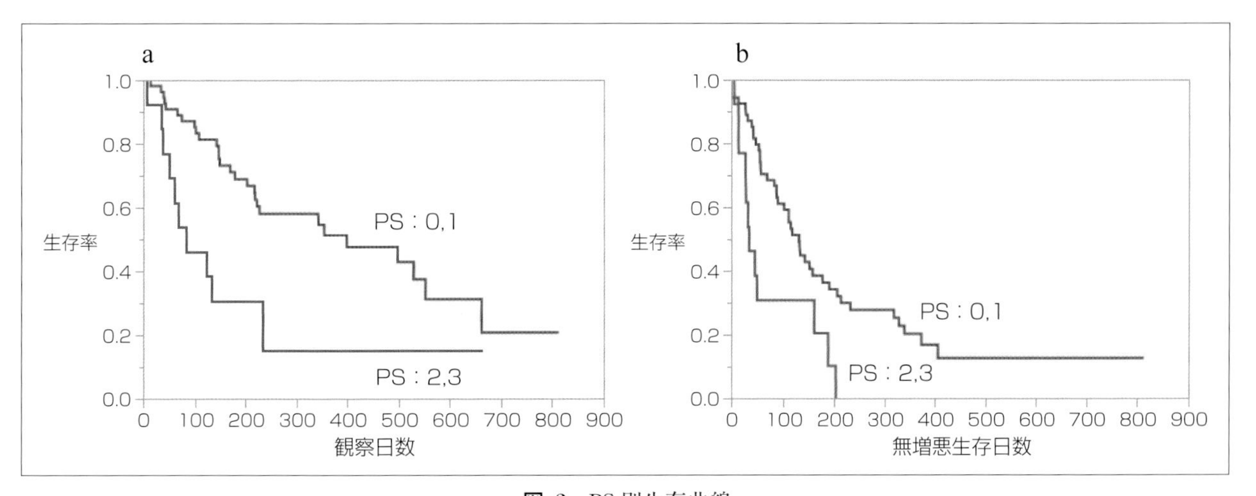

図 2. PS 別生存曲線

a：PS 別全生存曲線 $P=0.006$

b：PS 別無増悪生存曲線 $P=0.004$

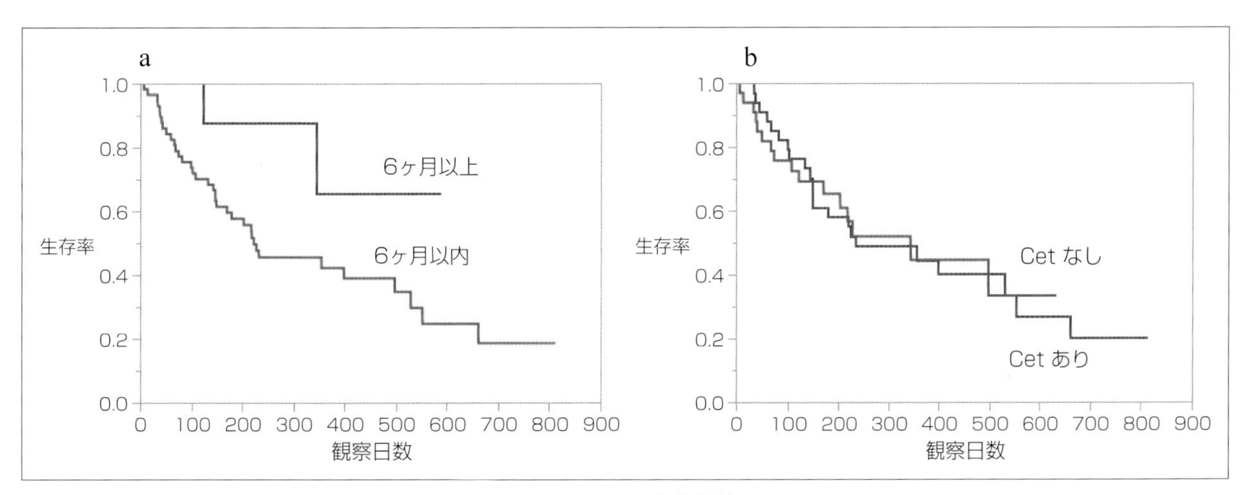

図 3. 因子別生存曲線

a：再発時期別全生存曲線 $P>0.05$

b：セツキシマブ(Cet)使用歴有無別全生存曲線 $P>0.05$

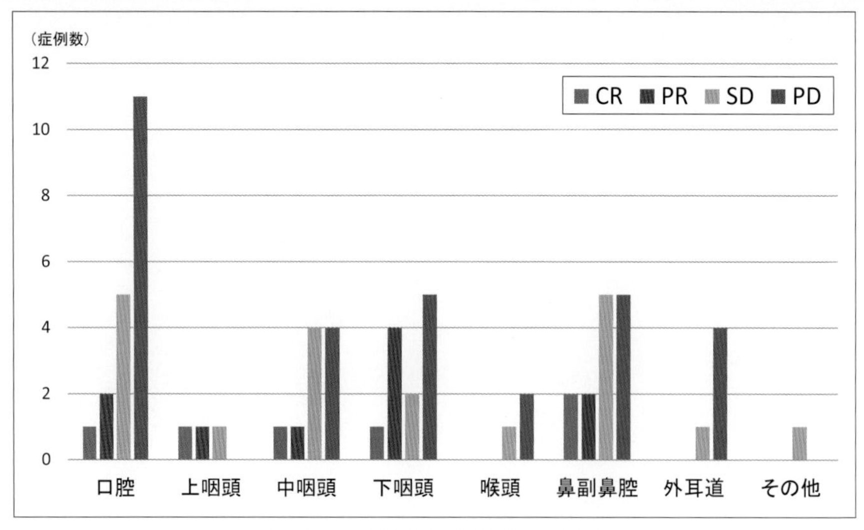

図 4. 部位別最良治療効果の内訳

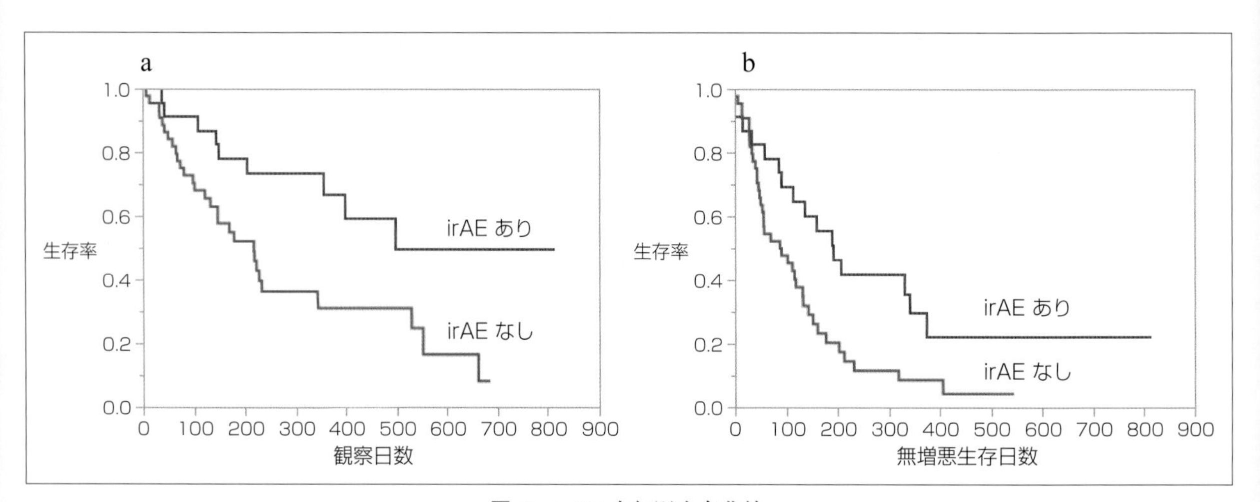

図 5. irAE 有無別生存曲線
a：irAE 有無別全生存曲線 $P=0.009$
b：irAE 有無別無増悪生存曲線 $P=0.01$

表 2. irAE の内訳

irAE 内容	症例数(%)	Grade 1, 2 (%)	Grade 3, 4 (%)
内分泌障害	10 (44)	7	3
肺炎	3 (13)	1	2
皮膚障害	3 (13)	3	0
肝障害	4 (17)	1	3
胃腸障害	1 (4)	1	0
その他	2 (9)	1	1
計	23(100)	14(61)	9(39)

た．ただ，PS 別で比較すると，やはり PS2 以上の症例の OS，PFS はともに不良であり，通常の化学療法と同様にニボルマブの適応については慎重に検討する必要がある．一方で，CheckMate-141 試験ではセツキシマブの投与歴がある群のほうが OS に関して不良であったが，今回の結果ではセツキシマブ使用歴の有無で治療効果に差は認めなかった．

免疫関連有害事象(irAE)について，CheckMate-141 試験では 58.9%で発現し，このうち 13.5%が grade 3 以上であったのに対して，我々の検討では全体の 34%で irAE が認められ，このうち 39%が grade 3，4 であった．安全性については，様々な症例が含まれている実臨床においても忍容性の高い薬剤と思われる．また興味深いことに，他がん腫[4)5)]と同様にirAEを認めた症例の方がOS，PFSともに良好であったことから，仮にirAEを認めても適切に管理すれば長期生存につながる可能性がある．ただ，従来指摘されているようにirAEの病態として内分泌障害をはじめ，これまでの化学療法とは異なった事象もあることから，他科，他職種連携システムを構築したうえでのチーム医療が重要である．

参考文献

1) Ferris RL, Blumenschein G Jr, Fayette J, et al：Nivolumab for Recurrent Squamous-Cell Carcinoma of the Head and Neck. N Engl J Med, **375**(19)：1856-1867, 2016.
Summary プラチナ抵抗性再発頭頸部扁平上皮癌患者にて，ニボルマブによる治療群では，標準的な単剤化学療法よりも全生存期間の延長が認められた．

2) 厚生労働省：ニボルマブ製剤の最適使用推進ガイドライン―頭頸部癌―．

3) Kiyota N, Hasegawa Y, Takahashi S, et al：A randomized, open-label, Phase Ⅲ clinical trial of nivolumab vs. therapy of investigator's choice in recurrent squamous cell carcinoma of the head and neck：A subanalysis of Asian patients versus the global population in CheckMate 141. Oral Oncol, **73**：138-146, 2017.
Summary アジア人におけるニボルマブの有効性と安全性を解析した．アジア人症例ではニボルマブの効果，忍容性ともに良好であった．

4) Ricciuti B, Genova C, De Giglio A, et al：Impact of immune-related adverse events on survival in patients with advanced non-small cell lung cancer treated with nivolumab：long-term outcomes from a multi-institutional analysis. J Cancer Res Clin Oncol, **145**(2)：479-485, 2019.
Summary 肺癌患者においてirAE発生有無別のニボルマブ有効性を評価した．irAE発生群のほうが予後良好であった．

5) Swami U, Monga V, Bossler AD, et al：Durable Clinical Benefit in Patients with Advanced Cutaneous Melanoma after Discontinuation of Anti-PD-1 Therapies Due to Immune-Related Adverse Events. J Oncol. 2019：1856594.
Summary irAEのために抗PD-1療法を中止したメラノーマ患者を解析した．治療の中止にもかかわらず高い治療効果が認められた．

MB ENT, 246：65-77, 2020

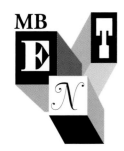

◆特集・頭頸部癌免疫療法の最前線

今後期待される頭頸部癌の免疫療法

山﨑知子*

Abstract　がん免疫療法は，様々ながん種で開発が進んでおり，今後の発展が期待される分野である．頭頸部癌においても同様であり，世界中で様々な治験，臨床試験が行われている．がん免疫療法の治療効果の特徴として，限られた症例ではあるが，長期間，腫瘍の縮小を維持する症例や，長期生存を認める症例もある．

しかしながら，免疫療法単独での治療効果はわずか 1～3 割と限局的であり，効果が証明されているものは免疫チェックポイント阻害薬(抗 PD-1 抗体，抗 PD-L1 抗体，抗 CTLA-4 抗体)と CAR-T 療法のみである．

免疫療法のさらなる治療効果を上げるべく，他の免疫療法薬，放射線照射，殺細胞性抗がん剤や分子標的薬などとの併用をする，複合がん免疫療法の試験が数多く施行されている．

本稿では，頭頸部癌において，現在開発が進んでいるがん免疫療法，複合がん免疫療法を中心に述べる．

Key words　免疫療法(immune checkpoint inhibitor)，頭頸部癌(head and neck carcinoma)，抗 PD-1 抗体(anti-PD-1 antibody)，irAE(immune-related adverse events)，複合がん免疫療法(combined immunotherapy)

がん免疫サイクルとは(刺激因子と抑制因子)

がん免疫が機能している状態とは，図 1 のがん免疫サイクルの各ステップが正確に作動している状態であり，それによりがん細胞は除外される[1]．がん免疫サイクルの各ステップにて抑制されると，免疫応答が誘導できず，がん細胞が増殖する．各種治験では，各ステップでの抑制を解除する治療法，免疫サイクルを活性化させるような，刺激因子を強化する治療法の開発が進んでいる．がん免疫サイクルにおける各々の抑制状態は，患者ごとに異なる．そのため，患者個人における免疫抑制状態を評価し，それに応じた抑制因子を解除できる治療法が期待されている．

免疫チェックポイント阻害薬(immune checkpoint inhibitor：以下，ICI)は，従来の抗がん剤，分子標的薬とは異なる機序の薬剤として開発された．様々ながん種で開発が進んでおり，ICI 単独のみならず，ICI 同士での併用，抗がん剤や分子標的薬，放射線照射との併用の複合がん免疫療法の試験も数多く行われている．現在，免疫チェックポイント分子である CTLA-4 や，PD-1，PD-L1 を阻害する抗体が開発，認可されている．

がん細胞は，免疫細胞からの攻撃を逃れるために PD-L1 という蛋白質を出す．PD-L1 が免疫細胞の PD-1 に結合すると免疫細胞の働きが抑制される．抗 PD-1 抗体は免疫細胞の PD-1 に結合することで PD-L1 との結合を阻害する．抗 PD-L1 抗体はがん細胞が出す PD-L1 に結合し，PD-1 との結合を阻害する．CTLA-4 は免疫細胞の表面に発現する蛋白質である．樹状細胞より抗原提示を受ける際に免疫細胞の CTLA-4 に樹状細胞の B7

* Yamazaki Tomoko，〒981-1293 宮城県名取市愛島塩手字野田山 47-1　宮城県立がんセンター頭頸部内科，科長

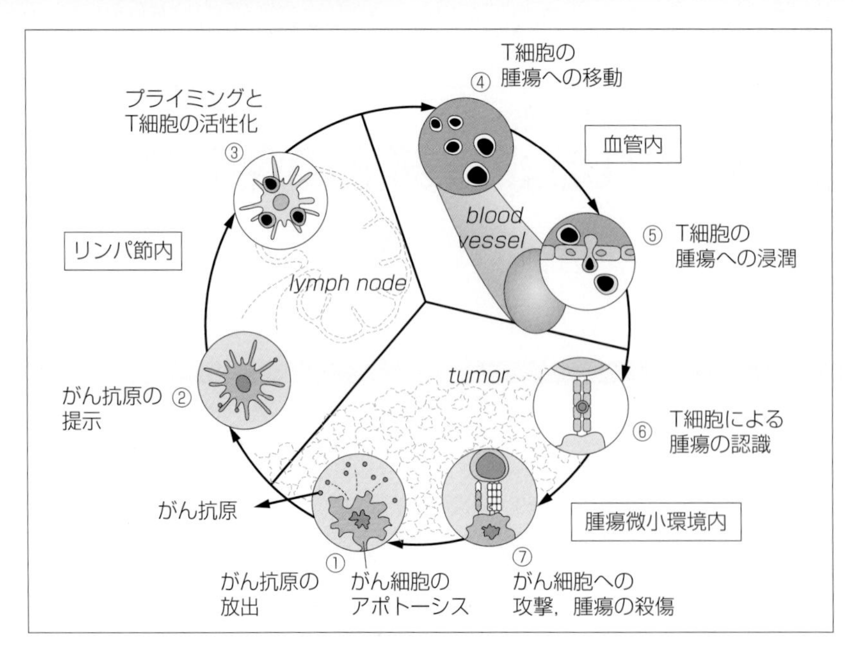

図 1.
がん免疫サイクルのステップ
（文献 1 より一部改変）

という蛋白質が結合すると，免疫細胞の働きが抑制されがん細胞が攻撃できなくなる．抗 CTLA-4 抗体は CTLA-4 と結合し，B7 との結合を阻害する．

ICI は T 細胞に抑制シグナルを入れる受容体，またはリガンド（特定の受容体に特異的に結合させる物質）を抗体でブロックすることで免疫へのブレーキを解除する．ブレーキの解除によって，T 細胞の活性化の回復，機能を持続させ，がん細胞を攻撃するとされる．

免疫チェックポイント阻害薬の現状

2019 年現在，承認されている主な ICI 薬を表 1 に挙げる．がん種全体における ICI 単剤の治療効果は約 1～3 割程度であり，さらなる抗腫瘍効果向上が望まれ，他のモダリティと併用した複合免疫療法の試験が行われている．

複合がん免疫療法の新規治験数も増加しており，2009 年は 1 件だったものが，2017 年には 469 件まで増加している[2]．ほとんどが抗 PD-1 抗体，抗 PD-L1 抗体と併用されることが多く，抗 CTLA-4 抗体，抗がん剤，放射線照射，血管新生阻害薬，化学放射線療法などが用いられている[3]．

また，PD-1，PD- L1 や CTLA-4 以外の免疫チェックポイント阻害薬を標的とした阻害薬の開発も行われているが，これ以外のチェックポイント（TIM3，LAG3，OX40，ICOS など）を標的とした開発はなかなか進んでいない[4]．

頭頸部癌における治療の現状と ICI を用いた治療開発

頭頸部癌における薬物療法の現状を表 2 に示す．

頭頸部癌は，がん免疫サイクルにおける刺激因子と抑制因子間の異常な競合のみならず，免疫抑制を受けている状態にある．頭頸部癌でも ICI を用いた各種治験が行われており，本邦では，プラチナ不応 R/M SCCHN に，ニボルマブが保険償還されている[5,6]．ペムブロリツマブにおいては，FDA（アメリカ食品医薬品局：Food and Drug Administration）では R/M SCCHN の一次治療における第Ⅲ相試験の結果が報告された[7,8]．KEYNOTE-048 試験の詳細は他稿に譲るが，標準療法である EXTREME レジメン（CDDP または CBDCA，5FU，セツキシマブ）とペムブロリツマブ単剤，FP＋ペムブロリツマブ併用療法の 3 群を比較したものであり，本邦も参画した試験である．EXTREME レジメンと比較し，PD-L1 の発現にかかわらず，FP＋ペムブロリツマブを併用した群が，CPS 20 以上および 1 以上の症例でペムブロリツマブ単剤にて良好な結果を示した．この結果をもって米国の FDA では，R/M SCCHN の一次治療として，FP＋ペムブロリツマブを承認，

表 1. 現在，開発が進んでいるICI薬(2019年11月現在)

		FDA(本邦も承認されているものには下線)
抗CTLA-4抗体	イピリムマブ	悪性黒色腫 腎細胞癌 大腸癌
	トレメリムマブ	(悪性中皮腫：希少疾病医薬品として)
抗PD-1抗体	ニボルマブ	悪性黒色腫 非小細胞肺癌 古典的ホジキンリンパ腫 頭頸部扁平上皮癌 腎細胞癌 胃癌 悪性胸膜中皮腫 尿路上皮癌 大腸癌 肝細胞癌 小細胞性肺癌 結腸・直腸癌(MSI-H)
	ペムブロリズマブ	悪性黒色腫 非小細胞肺癌 ホジキンリンパ腫 尿路上皮癌 ミスマッチ修復欠損(dMMR)を含む高頻度マイクロサテライト不安定性(MSI-H)の進行性固形がん 原発性縦隔大細胞型B細胞リンパ腫 頭頸部扁平上皮癌 胃腺癌・胃接合部腺癌 子宮頸癌 肝細胞癌 メルケル細胞癌 腎細胞癌 食道癌 子宮内膜癌
	セミプリマブ	皮膚扁平上皮癌
抗PD-L1抗体	アテゾリズマブ	非小細胞肺癌 乳癌 小細胞肺癌 膀胱癌
	デュルバルマブ	尿路上皮癌 非小細胞性肺癌
	スパルタリズマブ	—
	アベルマブ	メルケル細胞腫 尿路上皮癌 腎細胞癌

ペムブロリツマブ単剤においては，CPS 1%以上の症例に限り承認した．

本邦でも2019年11月現在，承認申請中であり，今後のR/M SCCHNにおける一次治療が変わることが予想される．

ICIのバイオマーカーおよび微小環境

1．バイオマーカー

臨床的有効性と相関するバイオマーカーとして，PD-L1が良く知られているが，すべてのがん種に当てはまるわけではない．Davisらは，

表 2. 頭頸部癌における治療の目的と現状のエビデンス

		目　的	頭頸部癌におけるエビデンス
切除可能症例	・術前化学療法	・微小転移を根絶し，治療成績を上げる ・ダウンステージングを行い，切除可能にするなど	頭頸部癌における術前化学療法の有用性は示されていない
	・術後化学療法 ・術後化学放射線療法	・術後の局所再発，遠隔再発予防	転移リンパ節における節外浸潤，または顕微鏡的切除断端陽性症例においては，シスプラチン併用化学放射線療法の有用性が示されている 術後化学療法の有用性は示されていない
再発・転移症例	局所再発	・局所制御 ・症状緩和など	全身薬物療法 手術 緩和照射など
	遠隔再発	・延命 ・症状緩和など	全身薬物療法 転移部位によっては緩和照射など
局所進行症例	化学放射線療法	・根治・局所制御 ・機能温存 ・臓器温存	シスプラチン併用化学放射線療法 セツキシマブ併用化学放射線療法

2011〜2019年4月まででFDAで承認されているICIにおいて，PD-L1が予測因子マーカーかどうかを検討した．ICIは45試験，15がん種で承認されており，PD-L1が予後予測因子となっているのは28.9%であった[9]．また，PD-L1の閾値，コンパニオン診断薬の違い，測定方法(CPS(combined positive score)：腫瘍細胞，リンパ球およびマクロファージにおけるPD-L1陽性細胞数を総腫瘍細胞数で割り，100を乗じた数，またはTPS(tumor proportion score)：腫瘍細胞におけるPD-L1陽性細胞の割合)が異なっていると報告している．

頭頸部癌においては，PD-L1発現が臨床的有効性に一致しない報告がされている．CheckMate-141試験でも，PD-L1発現にかかわらずニボルマブ群で予後良好であり，現在，頭頸部癌における使用時にはPD-L1発現検査は必須とはされていない[10]．

翻って，KEYNOTE-048試験ではCPSにて層別化した結果が報告され，FDAでの薬剤承認もCPSごとに分けられており，本邦でも，今後，コンパニオン診断薬によるPD-L1測定が必要となると思われる．

PD-L1に関しては，測定方法が多様であり，抗体試薬ごとにPD-L1の発現，解釈が異なることがあり注意を要する．非小細胞肺癌の報告ではあるが，4種のPD-L1免疫染色(28-8，22-C3，SP142，E1L3N)を比較した，多施設共同試験の結果が報告された[11]．SP142は，それ以外の免疫染色と比較して，PD-L1発現値の低下を認め，検査方法でPD-L1の発現値が異なる可能性が示された．

頭頸部癌では，ニボルマブを用いたCheckMate-141試験はDako-clone28-8，ペムブロリツマブを使用したKEYNOTE-048試験はIHC 22C3 pharmDxと試薬，PD-L1の評価方法も異なっており，試験結果の解釈にも配慮すべきである．

バイオマーカー検索は，がん組織生検または手術標本を利用して行うことが多いが，臓器，再発部位によっては再生検が患者の負担となり，検査に必要な組織が確保できないことが懸念される．現在，末梢血を使用したリキットバイオプシーの開発が進んでおり，採取が簡便であること，頻回の検査も可能であり，今後が期待される検査である．

ICIの効果は，個体の免疫環境によって大きく異なるといわれる．免疫環境は，がん種，年齢や人種，治療の程度，併用薬や種類で大きく異なる可能性がある．これらの要因を加味した個々のバイオマーカー(腫瘍側，宿主側)をもとに治療を検討することが必要になる．

腫瘍側の因子として腫瘍遺伝子変異量(tumor mutation burden：TMB)，新生変異抗原(ネオアンチゲン：neoantigen)の有無，腫瘍浸潤T細胞

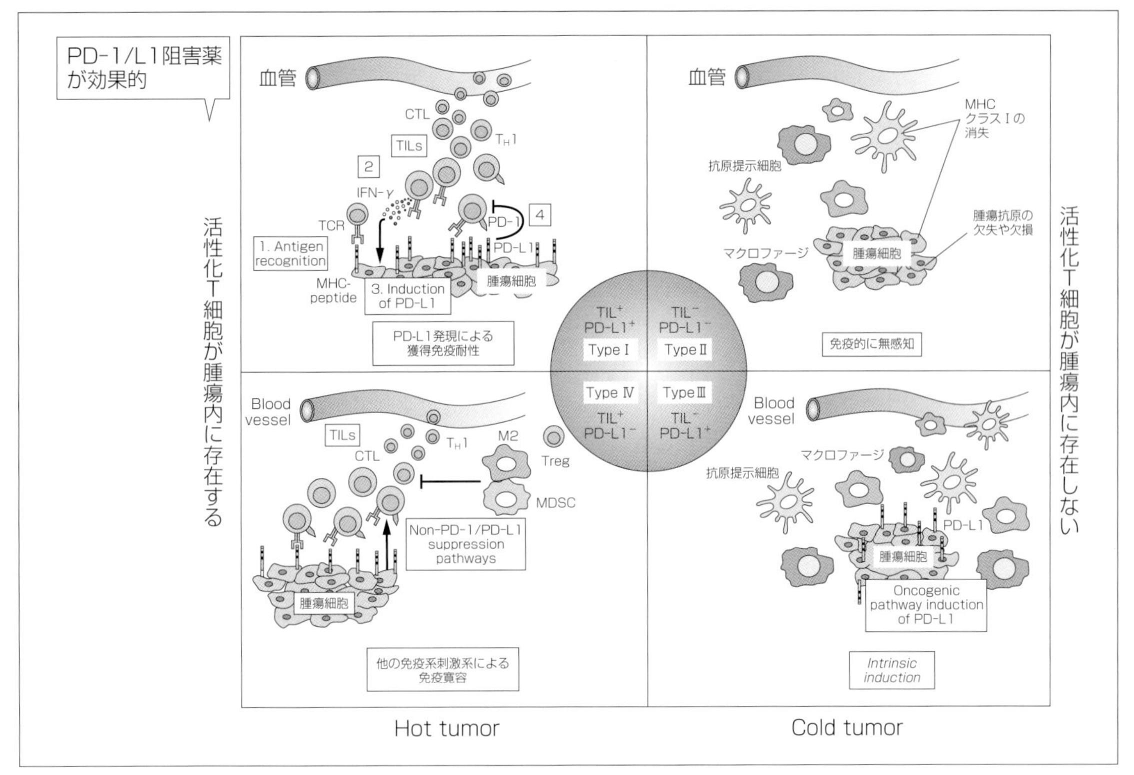

図 2. 腫瘍免疫微小環境
（文献 23 より改変）

(TCR レパトア)の有無，DNA ミスマッチ修復遺伝子異常(dMMR)/高頻度マイクロサテライト不安定性(MSI-H)，腸内細菌叢などが挙げられる[12]．

TMB は，腫瘍ゲノムにおける後天的な体細胞突然変異の総量として定義され，遺伝子変異量の指標となる[13]．がん細胞と正常細胞の遺伝子配列を比較し，がん細胞にいくつ遺伝子変異が入っているかを調べ，百万個の塩基中にいくつ遺伝子変異があるか(/Mb)で表す．がん種ごとの TMB は，小児がんでは低く，喫煙の影響を受けやすい肺癌や紫外線の影響を受けやすい悪性黒色腫では 100/Mb を超えることもある[14]．頭頸部癌は 7〜8/Mb 程度といわれており，そのカットオフ値は 10/Mb 程度である[15)16]．遺伝子変異数は，症例ごと，がんの種類ごとに異なり，病勢の経過とともに変化することがあり，TMB が高値であることと，ネオアンチゲンの増加は相関すると報告される[17)〜19]．なお，TMB が高いがん種(消化器癌・子宮体癌，悪性黒色腫など)では，ICI の効果が高い[20]．

頭頸部癌においては，喫煙者，HPV 陰性症例で非喫煙者，HPV 陽性症例より TMB が高いと報告されている[16]．

宿主側の因子には年齢や PS，腸内細菌叢などが挙げられる．近年，腸内細菌叢と腫瘍免疫との関係について多くの研究が進んでいる．ヒトの腸管内には，500〜1,000 種類，総数 10^{11} 個ほどの細菌が存在している．腸内細菌叢は安定した生態系ではあるが，様々な因子の影響で構成や活性が変化する．抗菌薬の投与，特に経口投与は，腸内細菌叢の構成に著しい影響を与える[21]．炎症性腸疾患には潰瘍性大腸炎やクローン病があるが，健常人の腸内細菌を移植することで症状が改善することが知られており，腸管内の免疫応答を誘導させるには腸内細菌の構成が必須であると考えられる[22]．

ICI 治療において，抗菌薬の投与は，抗 PD-1 抗体薬の有効性が減少し，PFS が長い症例は菌種量が多いと報告がある[12]．

表 3. がん免疫サイクルでの役割および刺激因子と抑制因子

（頭頸部癌で治療開発が進んでいるものに下線）

役　割		刺激因子	抑制因子	期待できる治療
① がん抗原の放出	腫瘍細胞死	免疫原性細胞死 （IDO）	免疫寛容性細胞死	化学療法や放射線，分子標的薬との併用
② がん抗原の提示	樹状細胞・抗原細胞	TNF-α IL-1 INF-α CD40L/CD40 CDN ATP HMGB1 TLR	IL-10 IL-4 IL-13	刺激因子をブロックするもの （ワクチンなど）
③ プライミングとT細胞の活性化	抗原提示細胞からT細胞へ	CD28/B7. 1 CD137/CD137L OX40・OX40L CD27/CD70 HVEM GITR IL-2 IL-12	CTCA-4/B7. 1 PD-L1/PD-1 PD-L1/B7. 1 prostaglandins	抑制因子をブロック （CTCA-4 抗体など）
④ T細胞の腫瘍への移動	細胞障害性T細胞	CX3CL1 CXCL10 CXCL9 CCL4	なし	
⑤ T細胞の腫瘍への浸潤	細胞障害性T細胞・血管内皮細胞	LFA1/ICAM1 セレクチン	VEGF エンドセリンB受容体	VEGF 阻害など
⑥ T細胞による腫瘍の認識	細胞障害性T細胞，腫瘍細胞	T細胞受容体 （TCR）	がん細胞での MHC 発現の減少，消失	遺伝子注入など （キメラ抗原受容体T細胞：CAR-T 療法など）
⑦ がん細胞への攻撃，腫瘍の殺傷	細胞障害性T細胞，腫瘍細胞	INF-γ グランザイム　パーフォリン	PD-L1/PD1 B7-1/PD-L1 IDO TGF-β BTLA VISTA LAG-3 アルギナーゼ MICA/MICB B7-H4 TIM-3	PD-1/L1 抗体，IDO-1 阻害薬，LAG-3 抗体など

2．微小環境

ICI の治療効果には，腫瘍微小環境も重要な因子の1つである．腫瘍微小環境は，PD-L1 発現の有無と腫瘍内浸潤リンパ球(TIL)の有無より，4種類にサブタイピングでき，hot tumor と cold tumor に分けることができる[23]（図2）．Hot tumor とは，腫瘍微小環境において CD8 陽性 T 細胞の浸潤が有意に多く認められる T cell-inflamed で，TIL 陽性/PD-L1 陽性である Type I と TIL 陽性/PD-L1 陰性である Type IV が，抗 PD-1 抗体単剤あるいは併用で効果が認められやすいといわれる．抗 PD-1 抗体薬の効果が得られにくいとされている cold tumor は，CD8 陽性 T 細胞の浸潤が認められない non-T cell-inflamed である．両者の違いは WNT/β-カテニン経路活性の有無にあり，WNT/β-カテニン経路活性があると T 細胞が

表 4. 頭頸部癌治療における課題と治療開発

対　象	課　題	現在 ICI を使用して行われている開発
局所進行頭頸部癌	シスプラチン併用化学放射線療法(CRT)の治療強度向上	CRT に ICI を上乗せする
切除可能頭頸部癌	手術での完全切除	術前に ICI や ICI＋放射線を使用(手術の安全性，pCR が図れるか)
	術後ハイリスク症例に対する対応	ICI を使用した補助療法
局所再発症例	原発巣や頸部リンパ節増大による症状(出血や疼痛など)	定位照射と ICI の併用 ICI の腫瘍内への局注
遠隔再発症例	治療強度の向上	化学療法や分子標的薬と ICI の併用 ワクチンとの併用
	プラチナ不応症例	
	プラチナ不適症例	プラチナ製剤による毒性の低下
	ICI 不応症例	ICI 抵抗性を解除する治療の開発
	HPV 陽性症例	治療強度を下げる試験 HPV ワクチンとの併用
その他		腫瘍微小環境を見る試験 リギットバイオプシーなど

排除され，“cold tumor”になるとされる[24]．

頭頸部癌の免疫微小環境は腫瘍浸潤リンパ球(tumor-infilatrating lymphocytes；TIL)の機能障害があり，免疫抑制性に働く[25]．免疫監視機能の回避機構は，ヒト白血球抗原(HLA)発現の喪失や，T 細胞のがん細胞に対する認識の低下，MAPK, STAT3 および β-カテニン/WNT のシグナル伝達経路の活性化で生じることがわかっている．頭頸部癌においても，腫瘍微小環境である cold tumor を hot tumor に変えることを目的とした治療開発が進んでいる．がん免疫サイクルでの役割，刺激因子と抑制因子，頭頸部癌で開発が行われている治療標的とサイクルごとに期待できる治療を表 3 に示す．

頭頸部癌において免疫療法をどのように活用したらよいか

頭頸部癌治療において ICI が使用できる場面として，下記が想定される．

1）切除可能症例における術前療法(術前化学療法)

2）切除可能症例における術後療法(術後化学療法，化学放射線療法)

3）切除不能症例における術前療法(導入化学療法)

4）局所進行症例における，根治目的での化学放射線療法との併用

5）再発・遠隔転移頭頸部癌における治療

① 局所再発(原発巣・所属リンパ節)に対する治療

② 遠隔転移(肺・骨・肝臓など)に対する治療

- 初回治療
- プラチナ不応症例における二次治療

6）HPV 陽性・陰性例における薬物療法(治療強度の調整)

7）放射線治療例における二次治療，定位照射，緩和照射との併用など

表 4 に頭頸部癌治療における課題と ICI を用いた治療開発をまとめる．

1 例を挙げると，切除不能局所進行頭頸部癌を対象として，現在の標準治療であるシスプラチン併用化学放射線療法(CRT)に ICI を上乗せしたものと比較した第Ⅲ相試験が行われている．本邦も参画しているものに，抗 PD-L1 抗体であるアベルマブ＋/－CRT(JAVELIN Head and Neck 100 試験：NCT02952586)や，ペムブロリツマブ＋/－CRT(KEYNOTE-412 試験：NCT03040999)があり，両試験とも患者集積が終了した．根治治療 CRT および術後補助 CRT 後の補助療法として，抗 PD-L1 抗体であるアテゾリズマブを維持療法

表 5. Clinical Trial

NCT	患者対象	薬剤名	免疫療法と併用するもの	相	試験名など	
03700905	術前化学療法	ニボルマブ，イプリムマブ		Ⅲ	Recruiting	
02641093		ペムブロリズマブ→手術→ハイリスク症例のみ CRT		Ⅱ	Recruiting	HPV 陰性の症例のみ
04080804		ニボルマブ＋レラトリマブ vs ニボルマブ＋イプリムマブ vs ニボルマブ	レラトリマブ(抗 LAG-3 抗体)	Ⅱ	Recruiting	
04169074		ニボルマブ	アベバシクリブ（CDK4/CDK6 阻害薬）	Ⅱ	not yet recruiting	
03342911		パクリタキセル＋ガルボプラチン＋ニボルマブ		Ⅱ	Recruiting	
03708224		アテゾリズマブ		Ⅱ	Recruiting	HPV 陰性の症例のみ
02296684		ペムブロリズマブ		Ⅱ	Recruiting	
04164238		PTX＋CBDCA＋トリパリマブ	Anti-PD-1 抗体(Toripalimab)	Ⅱ	Recruiting	
02882308		オラパリブ＋シスプラチン or オラパリブ＋デュルバルマブ		Ⅱ	Recruiting	
03737968		デュルバルマブ vs デュルバルマブ＋トレメリムマブ		Ⅱ	not yet recruiting	
02769520	救済手術後補助療法	ペムブロリズマブ		Ⅱ	Recruiting	
02841748	術後化学療法	ペムブロリズマブ vs プラセボ		Ⅱ	Recruiting	
03355560		ニボルマブ		Ⅱ	Recruiting	
03633110		ニボルマブまたはペムブロリズマブ		Ⅰ/Ⅱ	Recruiting	
03452137	術後化学療法	アテゾリズマブ		Ⅲ	Recruiting	
03532737	局所進行頭頸部癌（切除不能）	ペムブロリズマブ＋CRT or セツキシマブ＋RT		Ⅱ	Recruiting	
03576417		ニボルマブ＋CDDP＋RT vs ニボルマブ＋RT		Ⅱ	Recruiting	
02901483		CDDP＋RT＋PEP503	PEP503(放射線増感薬)	Ⅰ/Ⅱ	Recruiting	
03258554		デュルバルマブ＋セツキシマブ＋RT		Ⅱ/Ⅲ	Recruiting	腎機能低下例
03051906		デュルバルマブ＋セツキシマブ＋IMRT		Ⅰ/Ⅱ	Recruiting	
03624231		デュルバルマブ＋トレメリムマブ＋RT		Ⅱ	Recruiting	HPV 陰性症例のみ
03715946		ニボルマブ＋RT		Ⅱ	Recruiting	HPV 陽性(線量下げる試験)
03040999		ペムブロリズマブ＋/－CRT		Ⅲ	Active, not recruiting	KEYNOTE-412 試験
02952586		アベルマブ＋CRT＋/－CRT		Ⅲ	Active, not recruiting	JAVELIN HEAD AND NECK 100
02707588		ペムブロリズマブ or セツキシマブ＋RT		Ⅱ	Active, not recruiting	
02741570	遠隔転移頭頸部癌(1stline)	ニボルマブ＋イプリムマブ vs EXTREME		Ⅲ	Active, not recruiting	CheckMate-651
02551159		デュルバルマブ＋トレメリムマブ vs デュルバルマブ vs EXTREME		Ⅲ	Active, not recruiting	KESTREL
04129320		ペムブロリズマブ＋化学療法 vs エノビリツマブ＋MGA012 (anti-B7-H3 antibody) vs エノビリツマブ＋MGA012＋化学療法	MGA012(anti-B7-H3 antibody)・化学療法	Ⅱ/Ⅲ	not yet recruiting	

表 5. つづき

NCT	患者対象	薬剤名	免疫療法と併用するもの	相	試験名など	
03938337	再発・遠隔転移頭頸部癌(2nd line以降)	ペムブロリズマブ＋アベマシクリブ		Ⅱ	not yet recruiting	
03162224		デュルバルマブ＋HPV DNA ワクチン		Ⅰ/Ⅱ	not yet recruiting	
02955290		ニボルマブ・ペムブロリツマブ＋CIMAVax-EGF ワクチン		Ⅰ/Ⅱ	Active, not recruiting	
03646461		イブルチニブ＋セツキシマブ or イブルチニブ＋ニボルマブ	イブリチニブ(ブルトン型チロシンキナーゼ阻害)	Ⅱ	Recruiting	
02369874		デュルバルマブ vs デュルバルマブ＋トレメリムマブ vs 化学療法		Ⅲ	Active, not recruiting	EAGLE 試験
03993353		ペムブロリツマブ	PDE-5 inhibitor(タダラフィル)	Ⅱ	not yet recruiting	
03546582		ペムブロリツマブ	定位照射	Ⅱ	Recruiting	再照射
03823131		ペムブロリツマブ	エレクトロポレーション エパカドスタット	Ⅱ	Recruiting	
03625323		ペムブロリツマブ	IMP321(抗 LAG-3 抗体)	Ⅱ	Recruiting	
03855384		TQB2450(抗 PD-L1 抗体)	シスプラチン or カルボプラチン＋5-FU	Ⅲ	Recruiting	
02319044		デュルバルマブ＋トレメリムマブ vs デュルバルマブ vs トレメリムマブ		Ⅱ	Active, not recruiting	PD-L1 陰性症例/CONDOR 試験
03946358		アテゾリズマブ＋UCPVax Vaccine	UCPVax Vaccine(CD4-specific Telomerase Peptide Vaccine)	Ⅱ	HPV 陽性	
04052204		アベルマブ＋NKTR-214	タラゾパリブ or エンザルタミド	Ⅱ	not yet recruiting	
03854032		ニボルマブ	IDO 阻害薬(BMS986205)	Ⅱ	Recruiting	
03049618		ペムブロリツマブ	recombinant EphB4-HSA fusion protein	Ⅱ	Recruiting	
04150900		ペムブロリツマブ	抗 phosphatidylserin 抗体(バビツキシマブ)	Ⅱ	not yet recruiting	
03468218		ペムブロリツマブ	カボザンチニブ	Ⅱ	Recruiting	
03548467		VB10.NEO(DNA ワクチン)	Bempegaldesleukin(NKTR-214(IL-2 受容体アンタゴニスト))	Ⅰ/Ⅱ	Recruiting	
03543813		anti-CD71 抗体(CX-2029)		Ⅰ/Ⅱ	Recruiting	
03518606		デュルバルマブ＋トレメリムマブ	metronomic vinorelbine	Ⅰ/Ⅱ	Recruiting	
02499328		デュルバルマブ	STAT3 阻害薬/CXCR2 阻害薬	Ⅰ/Ⅱ	Active, not recruiting	
03975270		IgG4 monoclonal antibody (Sintilimab)	Nab パクリタキセル	Ⅱ	not yet recruiting	
03260023		アベルマブ	TG4001(therapeutic HPV-vaccine)	Ⅰ/Ⅱ	Recruiting	HPV 陽性
03829501		アテゾリズマブ	抗 ICOS 抗体(KY1044)	Ⅰ/Ⅱ	Recruiting	
03735628		ニボルマブ	PI3K 阻害(コパンリシブ)	Ⅰ/Ⅱ	Recruiting	
03409458		アベルマブ	PT-112	Ⅰ/Ⅱ	Recruiting	
03085914		ペムブロリツマブ	エパカドスタット	Ⅰ/Ⅱ	Active, not recruiting	ECHO-207/KEYNOTE-723
03474497		ペムブロリツマブ	IL-2＋放射線	Ⅰ/Ⅱ	Recruiting	
04128696		ペムブロリツマブ	anti-ICOS immunoglobulin G4 [IgG4] monoclonal antibody [mAb] GSK3359609	Ⅲ	not yet recruiting	
03650764		ペムブロリツマブ	ラムシルマブ	Ⅰ/Ⅱ	Recruiting	
04034225		ペムブロリツマブ	HAAH ワクチン(SNS-301)	Ⅰ/Ⅱ	Recruiting	

表 5．つづき

NCT	患者対象	薬剤名	免疫療法と併用するもの	相	試験名など	
02327078	再発・遠隔転移頭頸部癌（2nd line以降）	ニボルマブ＋エパカドスタット＋化学療法		Ⅰ/Ⅱ	Active, not recruiting	
02903914		ペムブロリツマブ	arginase inhibitor INCB001158	Ⅰ/Ⅱ	Recruiting	
03684785		ペムブロリツマブ	AST-008（TLR9agonist）	Ⅰ/Ⅱ	Recruiting	
04140526		ペムブロリツマブ	ONC-392（CTCA-4 阻害薬）	Ⅰ/Ⅱ	Recruiting	
03435640		ニボルマブ	Bempegaldesleukin（NKTR-214）TLR7/8 agonist	Ⅰ/Ⅱ	Recruiting	
03138889		ペムブロリツマブ	CD122 アゴニスト（NKTR-214）	Ⅰ/Ⅱ	Recruiting	
03735290		ペムブロリツマブ	樹状細胞ワクチン（ilixadencel）	Ⅰ/Ⅱ	Recruiting	
02915432		トリパリマブ（抗 PD-1 抗体）		Ⅰ/Ⅱ	Active, not recruiting	
03228667		ペムブロリツマブ ・ニボルマブ ・アテゾリツマブ ・アベルマブ	IL15-スーパーアゴニスト（ALT-803）	Ⅱ	Recruiting	
03311334		ニボルマブ・ペムブロリツマブ	WT1 protein-derived peptide vaccine（DSP-7888）	Ⅰ/Ⅱ	Recruiting	
03769506	局所再発・遺残頭頸部癌（CRT 後再発・遺残症例）	ASP-1929 vs 化学療法	非熱性赤色光	Ⅲ	Recruiting	
02892201		ペムブロリツマブ		Ⅱ	Recruiting	
03406247		ニボルマブ＋イプリムマブ vs ニボルマブ		Ⅱ	not yet recruiting	ADJORL1
03341936	局所再発・遺残頭頸部癌（救済手術症例）	ニボルマブ	リリルマブ（anti-KIR monoclonal antibody）	Ⅱ	Recruiting	
03727061	局所再発・遺残頭頸部癌（局所再発）	ニボルマブ	PDT	Ⅱ	Recruiting	
02521870	局所再発・遺残頭頸部癌（腫瘍内に注入）	ペムブロリツマブ	TLR9 Agonist（SD-101）	Ⅰ/Ⅱ	Active, not recruiting	
02609503	再発・遠隔転移頭頸部癌（プラチナ不応）	ペムブロリツマブ	放射線照射	Ⅱ	Active, not recruiting	
02823574		ニボルマブ＋イプリムマブ vs ニボルマブ		Ⅱ	Active, not recruiting	CheckMate-714
03082534		ペムブロリツマブ	セツキシマブ	Ⅱ	Recruiting	
03818061		アテゾリツマブ	ベバシズマブ	Ⅱ	Recruiting	HPV 陽性と陰性の比較
04146181		PD-1 monoclonal antibody（SCT-I10A）		Ⅱ	Recruiting	
03655444		ニボルマブ	アベマシクリブ	Ⅰ/Ⅱ	Recruiting	
03620123		ニボルマブ and イプリムマブ vs ドタキセル		Ⅱ	Recruiting	
03386357		ペムブロリツマブ＋RT vs ペムブロリツマブ		Ⅱ	Recruiting	
03695510		ペムブロリツマブ	アファチニブ	Ⅱ	Recruiting	

として施行する試験なども行われており，こちらも結果が待たれる(IMvoke010：NCT03452137).

手術可能な症例において，ICI を使用したのちに手術を行い，手術の安全性や試験も行われている．手術の安全性や pathological complete response(pCR)を評価する試験，R/M SCCHN でプラチナ不応例を対象とした試験，局所再発症例において，ICI を腫瘍内に注入し局所制御をはかる試験，がんワクチンと併用する試験，放射線照射との併用や，局所再発，遠隔転移への定位照射との併用も行われている．詳細は表 5 に示す．

頭頸部癌は免疫抑制を受けている状態にあることは先に述べた．頭頸部癌患者の約 85%が免疫チェックポイント受容体の阻害に耐性があると報告されており，免疫原性を増強し，抗腫瘍機能のための刺激因子を何らかの形で T 細胞に送り込むことが重要となる．そのため，ICI とワクチンとの併用に期待が持てるかもしれない[26].

HPV 関連の頭頸部癌において，開発が進んでいるワクチンの 1 つに HPV ワクチンがあり，HPV ペプチドを含むワクチンが腫瘍免疫原性を高める治療法と期待されている[27]．標的ワクチンと各部分の抑制因子の解除が組み合わさることで，免疫効果を生み出すことが示唆される．

血液疾患(再発難治急性リンパ球性白血病，びまん性大細胞型 B 細胞性リンパ腫)では，キメラ抗原受容体(chimiric antigen receptor；CAR)T 療法の有用性が証明され，本邦でも公的医療保険の適応となった[28]．CAR-T 療法とは，遺伝子導入 T 細胞によって，腫瘍細胞に発現するがん抗原を認識し，抗腫瘍効果をもたらす養子免疫療法の 1 つである．

固形腫瘍でも CAR-T 療法の試験が実施されているが，固形腫瘍の治療成績は，CAR-T 細胞自身が腫瘍にうまく届かないことで，血液疾患に対する CAR-T 療法より芳しくない[29]．原因として，腫瘍内の異常血管や組織の線維化などにより，腫瘍周囲に T リンパ球の浸潤が不良であることなどが挙げられる．

頭頸部癌においては ErbB を標的とした CAR-T 細胞療法の第 I 相試験の結果が報告され，病勢コントロール率は69%であった(NCT01818323)[30]．各腫瘍において特異的な標的がわかれば，今後，さらなる開発が進む分野と思われる．

頭頸部癌における免疫療法の課題と展望

頭頸部癌において，ICI 単剤での腫瘍縮小率は高くない．また，医療財源の問題も考慮すべき問題である．その中で，① いかに抗腫瘍効果を上げるか，② がん複合免疫療法で ICI と併用される薬剤として，何が期待できるか，③ 治療予測因子としてのバイオマーカー，④ HPV や EBV のウイルス感染の有無で治療効果に変わりはあるのか，⑤ 免疫療法使用後，病勢進行をきたした症例における耐性の克服など，臨床における疑問，課題は山積している．

頭頸部癌の再発形式には，局所再発，所属リンパ節再発，遠隔再発がある．頭頸部癌における局所再発および所属リンパ節再発は，出血のリスク，審美，咀嚼，嚥下，会話などの機能の悪化をきたし QOL 低下につながるため，治療開発が望まれる．

頭頸部癌のみならず，がん全体におけるがん免疫療法の役割は今後さらに重要となり，治療戦略肢は増加するであろう．また，がん免疫療法は殺細胞性抗がん剤をはじめとした，従来の薬剤と作用機序が異なるため，特徴を十二分に理解したうえで治療にあたるべきである．

参考文献

1) Chen Daniel S, Mellman I：Oncology Meets Immunology：The Cancer-Immunity Cycle. Immunity, **39**：1-10, 2013.

Summary 免疫系によりがん細胞が認識され排除されるまでの一連の流れを示す，がん免疫サイクルについての KEY PAPER である．

2) Tang J, Shalabi A, Hubbard-Lucey VM：Comprehensive analysis of the clinical immuno-

oncology landscape. Ann Oncol, **29**：84-91, 2018.
3) Clinical Trials. https://clinicaltrials.gov/
4) Diesendruck Y, Benhar I：Novel immune check point inhibiting antibodies in cancer therapy-Opportunities and challenges. Drug Resist Updat, **30**：39-47, 2017.
5) Ferris RL, Licitra L, Fayette J, et al：Nivolumab in Patients with Recurrent or Metastatic Squamous Cell Carcinoma of the Head and Neck：Efficacy and Safety in CheckMate 141 by Prior Cetuximab Use. Clin Cancer Res, **25**：5221-5230, 2019.
6) Kiyota N, Hasegawa Y, Takahashi S, et al：A randomized, open-label, Phase Ⅲ clinical trial of nivolumab vs. therapy of investigator's choice in recurrent squamous cell carcinoma of the head and neck：A subanalysis of Asian patients versus the global population in checkmate 141. Oral Oncol, **73**：138-146, 2017.
7) Burtness B, Harrington KJ, Greil R, et al：Pembrolizumab alone or with chemotherapy versus cetuximab with chemotherapy for recurrent or metastatic squamous cell carcinoma of the head and neck(KEYNOTE-048)：a randomised, open-label, phase 3 study. The Lancet, **394**：1915-1928, 2019.
8) Tahara M, Hong R-L, Wan Ishak WZ, et al：1136PPhase Ⅲ KEYNOTE-048 study of first-line(1L) pembrolizumab(P) for recurrent/metastatic(R/M) head and neck squamous cell carcinoma(HNSCC)：Asia vs non-Asia subgroup(subgrp) analysis. Ann Oncol, **30**：ix97-ix106, 2019.
9) Davis AA, Patel VG：The role of PD-L1 expression as a predictive biomarker：an analysis of all US Food and Drug Administration(FDA) approvals of immune checkpoint inhibitors. J Immuno Cancer, **7**：278, 2019.
10) 厚生労働省：最適使用推進ガイドライン ニボルマブ(遺伝子組換え)(販売名：オプジーボ点滴静注 20 mg，オプジーボ点滴静注 100 mg)～頭頸部癌～. 2017.
11) Rimm DL, Han G, Taube JM, et al：A Prospective, Multi-institutional, Pathologist-Based Assessment of 4 Immunohistochemistry Assays for PD-L1 Expression in Non-Small Cell Lung Cancer. JAMA Oncol, **3**：1051-1058, 2017.
12) George AP, Kuzel TM, Zhang Y, et al：The Discovery of Biomarkers in Cancer Immunotherapy. Comput Struct Biotechnol J, **17**：484-497, 2019.
13) Chalmers ZR, Connelly CF, Fabrizio D, et al：Analysis of 100,000 human cancer genomes reveals the landscape of tumor mutational burden. Genome Med, **9**：34, 2017.
14) Lawrence MS, Stojanov P, Polak P, et al：Mutational heterogeneity in cancer and the search for new cancer-associated genes. Nature, **499**：214-218, 2013.
15) Yarchoan M, Hopkins A, Jaffee EM：Tumor mutational burden and response rate to PD-1 inhibition. New Engl J Med, **377**：2500, 2017.
16) Hanna GJ, Lizotte P, Cavanaugh M, et al：Frameshift events predict anti-PD-1/L1 response in head and neck cancer. JCI Insight **3**, 2018.
17) Alexandrov LB, Nik-Zainal S, Wedge DC, et al：Signatures of mutational processes in human cancer. Nature, **500**：415-421, 2013.
Summary 各がん種ごとの腫瘍遺伝子変異量(TMB)をがん種ごとに記した論文である.
18) Rooney MS, Shukla SA, Wu CJ, et al：Molecular and genetic properties of tumors associated with local immune cytolytic activity. Cell, **160**：48-61, 2015.
19) Zhu J, Zhang T, Li J, et al：Association Between Tumor Mutation Burden(TMB) and Outcomes of Cancer Patients Treated With PD-1/PD-L1 Inhibitions：A Meta-Analysis. Fronti Pharmacol, **10**, 2019.
20) Chan TA, Yarchoan M, Jaffee E, et al：Development of tumor mutation burden as an immunotherapy biomarker：utility for the oncology clinic. Ann Oncol, **30**：44-56, 2019.
21) 平山和宏：腸内細菌叢の基礎. モダンメディア, **60**(10)：307-311, 2014.
22) 安藤 朗：炎症性腸疾患の病態と腸内細菌の関わり. 日内会誌, **106**(3)：466-471, 2017.
23) Teng MW, Ngiow SF, Ribas A, et al：Classifying Cancers Based on T-cell Infiltration and PD-L1. Cancer Res, **75**：2139-2145, 2015.
24) Xue G, Romano E, Massi D, et al：Wnt/β-

catenin signaling in melanoma : Preclinical rationale and novel therapeutic insights. Cancer Treat Rev, **49** : 1-12, 2016.

25) de Ruiter EJ, Ooft ML, Devriese LA, et al : The prognostic role of tumor infiltrating T-lymphocytes in squamous cell carcinoma of the head and neck : A systematic review and meta-analysis. Oncoimmunology, **6** : e1356148, 2017.

26) Tan YS, Sansanaphongpricha K, Prince MEP, et al : Engineering Vaccines to Reprogram Immunity against Head and Neck Cancer. J Dent Res, **97** : 627-634, 2018.

27) Dharmaraj N, Piotrowski SL, Huang C, et al : Anti-tumor immunity induced by ectopic expression of viral antigens is transient and limited by immune escape. Oncoimmunology, **8** : e1568809, 2019.

28) Neelapu SS, Locke FL, Bartlett NL, et al : Axicabtagene Ciloleucel CAR T-Cell Therapy in Refractory Large B-Cell Lymphoma. N Engl J Med, **377** : 2531-2544, 2017.

29) Springuel L, Lonez C, Alexandre B, et al : Chimeric Antigen Receptor-T Cells for Targeting Solid Tumors : Current Challenges and Existing Strategies. BioDrugs, **33** : 515-537, 2019.

30) Papa S, Adami A, Metoudi M, et al : A phase I trial of T4 CAR T-cell immunotherapy in head and neck squamous cancer (HNSCC). J Clin Oncol, **36** : 3046-3046, 2018.

FAXによる注文・住所変更届け

改定：2015年1月

毎度ご購読いただきましてありがとうございます.

読者の皆様方に小社の本をより確実にお届けさせていただくために，FAXでのご注文・住所変更届けを受けつけております．この機会に是非ご利用ください.

◇ご利用方法

FAX専用注文書・住所変更届けは，そのまま切り離してFAX用紙としてご利用ください．また，注文の場合手続き終了後，ご購入商品と郵便振替用紙を同封してお送りいたします．**代金が5,000円をこえる場合，代金引換便とさせて頂きます**．その他，申し込み・変更届けの方法は電話，郵便はがきも同様です.

◇代金引換について

本の代金が5,000円をこえる場合，代金引換とさせて頂きます．配達員が商品をお届けした際に，現金またはクレジットカード・デビットカードにて代金を配達員にお支払い下さい(本の代金＋消費税＋送料)．(※年間定期購読と同時に5,000円をこえるご注文を頂いた場合は代金引換とはなりません．郵便振替用紙を同封して発送いたします．代金後払いという形になります．送料は定期購読を含むご注文の場合は頂きません)

◇年間定期購読のお申し込みについて

年間定期購読は，1年分を前金で頂いておりますため，代金引換とはなりません．郵便振替用紙を本と同封または別送いたします．送料無料，また何月号からでもお申込み頂けます.

毎年末，次年度定期購読のご案内をお送りいたしますので，定期購読更新のお手間が非常に少なく済みます.

◇住所変更届けについて

年間購読をお申し込みされております方は，その期間中お届け先が変更します際，必ずご連絡下さいますようよろしくお願い致します.

◇取消，変更について

取消，変更につきましては，お早めにFAX，お電話でお知らせ下さい.

返品は，原則として受けつけておりませんが，返品の場合の郵送料はお客様負担とさせていただきます．その際は必ず小社へご連絡ください.

◇ご送本について

ご送本につきましては，ご注文がありましてから約1週間前後とみていただきたいと思います．お急ぎの方は，ご注文の際にその旨をご記入ください．至急送らせていただきます．2～3日でお手元に届くように手配いたします.

◇個人情報の利用目的

お客様から収集させていただいた個人情報，ご注文情報は本サービスを提供する目的(本の発送，ご注文内容の確認，問い合わせに対しての回答等)以外には利用することはございません.

その他，ご不明な点は小社までご連絡ください.

株式会社 全日本病院出版会
〒113-0033 東京都文京区本郷3-16-4-7F
電話03(5689)5989　FAX03(5689)8030　郵便振替口座00160-9-58753

年　月　日

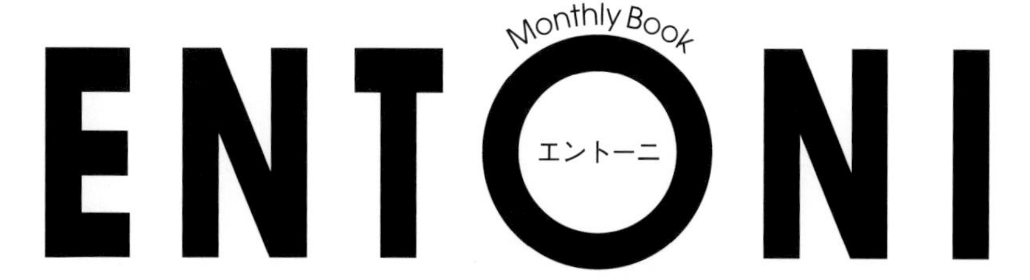

FAX 専用注文書

「Monthly Book ENTONI」誌のご注文の際は，この FAX 専用注文書もご利用頂けます．また電話でのお申し込みも受け付けております．
毎月確実に入手したい方には年間購読申し込みをお勧めいたします．また各号 1 冊からの注文もできますので，お気軽にお問い合わせください．

バックナンバー合計
5,000 円以上のご注文
は代金引換発送

—お問い合わせ先—
㈱全日本病院出版会 営業部
電話 03(5689)5989　FAX 03(5689)8030

□年間定期購読申し込み　No.　　から

□バックナンバー申し込み

No.　-　冊	No.　-　冊	No.　-　冊	No.　-　冊
No.　-　冊	No.　-　冊	No.　-　冊	No.　-　冊
No.　-　冊	No.　-　冊	No.　-　冊	No.　-　冊
No.　-　冊	No.　-　冊	No.　-　冊	No.　-　冊

□他誌ご注文

冊	冊

お名前	フリガナ ㊞	診療科
ご送付先	〒　- □自宅　□お勤め先	
電話番号		□自宅 □お勤め先

FAX 03-5689-8030 全日本病院出版会行

FAX 03-5689-8030
全日本病院出版会行

年　　月　　日

住所変更届け

お名前	フリガナ
お客様番号	毎回お送りしています封筒のお名前の右上に印字されております8ケタの番号をご記入下さい。
新お届け先	〒　　都道　府県
新電話番号	(　　　)
変更日付	年　月　日より　　月号より
旧お届け先	〒

※ 年間購読を注文されております雑誌・書籍名に✓を付けて下さい。

- ☐ Monthly Book Orthopaedics（月刊誌）
- ☐ Monthly Book Derma.（月刊誌）
- ☐ 整形外科最小侵襲手術ジャーナル（季刊誌）
- ☐ Monthly Book Medical Rehabilitation（月刊誌）
- ☐ Monthly Book ENTONI（月刊誌）
- ☐ PEPARS（月刊誌）
- ☐ Monthly Book OCULISTA（月刊誌）

FAX 03-5689-8030
全日本病院出版会行

No.191 編集企画／宮崎総一郎
睡眠時無呼吸症候群における CPAP の正しい使い方

No.192 編集企画／髙橋晴雄
耳鼻咽喉科診療スキルアップ 32—私のポイント—
増刊号 5,400 円＋税

No.193 編集企画／岡本美孝
アレルギー性鼻炎と舌下免疫療法

No.196 編集企画／久　育男
知っておきたい！高齢者の摂食嚥下障害
—基本・管理・診療— 増大号 4,800 円＋税

No.201 編集企画／小林俊光
耳管の検査と処置—治療効果を上げるコツ—

No.202 編集企画／倉富勇一郎
頭頸部癌の早期発見のポイント—コツと pitfall—

No.203 編集企画／栢森良二
顔面神経麻痺のリハビリテーションによる機能回復

No.204 編集企画／大久保公裕
小児のアレルギー性疾患 update

No.205 編集企画／氷見徹夫
診断に苦慮した耳鼻咽喉科疾患
—私が経験した症例を中心に— 増刊号 5,400 円＋税

No.206 編集企画／伊藤真人
親がナットク！こどものみみ・はな・のど外来

No.207 編集企画／鈴鹿有子
女性の診かた—年齢・病態に応じた治療戦略—

No.208 編集企画／欠畑誠治
中耳・内耳疾患を見逃さない！

No.209 編集企画／竹内裕美
好酸球性副鼻腔炎の効果的な治療法—私の治療戦略—

No.210 編集企画／黒野祐一
もう迷わない耳鼻咽喉科疾患に対する向精神薬の使い方
増大号 4,800 円＋税

No.211 編集企画／佐藤宏昭
老人性難聴への効果的アプローチ

No.212 編集企画／小島博己
かぜ症状の診療戦略

No.213 編集企画／小川　郁
心因性疾患診療の最新スキル

No.214 編集企画／堀井　新
“めまい”診断の落とし穴—落ちないための心得—

No.215 編集企画／太田伸男
口腔・舌病変をみる—初期病変も見逃さないポイント—

No.216 編集企画／鴻　信義
実践！内視鏡下鼻内副鼻腔手術—コツと注意点—

No.217 編集企画／吉田尚弘
わかりやすい ANCA 関連血管炎性中耳炎（OMAAV）
—早期診断と治療—

No.218 編集企画／守本倫子
耳鼻咽喉科における新生児・乳幼児・小児への投薬
—update— 増刊号 5,400 円＋税

No.219 編集企画／松根彰志
ネブライザー療法—治療効果を高めるコツ—

No.220 編集企画／川内秀之
あなどれない扁桃・扁桃周囲病変の診断と治療

No.221 編集企画／曾根三千彦
ここが知りたい耳鼻咽喉科に必要な他科の知識

No.222 編集企画／西野　宏
子どもから大人までの唾液腺疾患—鑑別の要点—

No.223 編集企画／坂田俊文
みみ・はな・のど診断 これだけは行ってほしい
決め手の検査 増大号 4,800 円＋税

No.224 編集企画／保富宗城
子どもの中耳炎 Q & A

No.225 編集企画／喜多村　健
高齢者のみみ・はな・のど診療マニュアル

No.226 編集企画／大森孝一
災害時における耳鼻咽喉科の対応

No.227 編集企画／林　達哉
小児の反復性症例にどう対応するか

No.228 編集企画／鈴木元彦
鼻出血の対応

No.229 編集企画／齋藤　晶
耳鼻咽喉科と漢方薬—最新の知見—

No.230 編集企画／鈴木雅明
子どもの睡眠・呼吸障害—病態・合併症・治療—

No.231 編集企画／松原　篤
耳鼻咽喉科医が頻用する内服・外用薬
—選び方・上手な使い方— 増刊号 5,400 円＋税

No.232 編集企画／平野　滋
せき・たん—鑑別診断のポイントと治療戦略—

No.233 編集企画／内田育恵
耳鼻咽喉科と認知症

No.234 編集企画／山中敏彰
メニエール病—押さえておきたい診断・治療のコツ—

No.235 編集企画／岩井　大
“みみ・はな”私の day & short stay surgery
—適応と限界—

No.236 編集企画／市川銀一郎
早わかり！耳鼻咽喉科診療ガイドライン，手引き・マニュアル
—私の活用法— 増大号 4,800 円＋税

No.237 編集企画／和田弘太
耳鼻咽喉科外来でみる小児アレルギー疾患

No.238 編集企画／梅野博仁
咽喉頭逆流症—診断・治療のポイント—

No.239 編集企画／堤　剛
耳鼻咽喉科領域の痛みのすべて—訴えにどう対応するか—

No.240 編集企画／鈴木賢二
知っておくべき耳鼻咽喉科領域における医薬品副作用

No.241 編集企画／竹野幸夫
“はなづまり”を診る

No.242 編集企画／鈴木光也
小児のみみ・はな・のど救急対応—治療と投薬—

No.243 編集企画／大谷真喜子
耳鼻咽喉科医に必要なスポーツ診療の知識

No.244 編集企画／羽藤直人
耳鼻咽喉科の問診のポイント
—どこまで診断に近づけるか— 増刊号 5,400 円＋税

No.245 編集企画／本間明宏
私の新しい耳鼻咽喉科診療スタンダード
—10～20 年前とどう変わったか—

通常号⇒2,500 円+税
※No.200 以前発行のバックナンバー，各目次等の詳しい内容は HP（www.zenniti.com）をご覧下さい．

次号予告

耳鼻咽喉科診療の新しいテクノロジー

No.247（2020年7月号）

編集企画／埼玉医科大学教授　池園　哲郎

掲載広告一覧

No. 246　編集企画：
志賀清人　岩手医科大学教授

Monthly Book ENTONI　No.246

2020年6月15日発行（毎月1回15日発行）

定価は表紙に表示してあります．

Printed in Japan

発行者　末　定　広　光
発行所　株式会社　**全日本病院出版会**
〒113-0033 東京都文京区本郷3丁目16番4号7階
電話（03）5689-5989　Fax（03）5689-8030
郵便振替口座 00160-9-58753

印刷・製本　三報社印刷株式会社　電話（03）3637-0005
広告取扱店　㈾日本医学広告社　電話（03）5226-2791